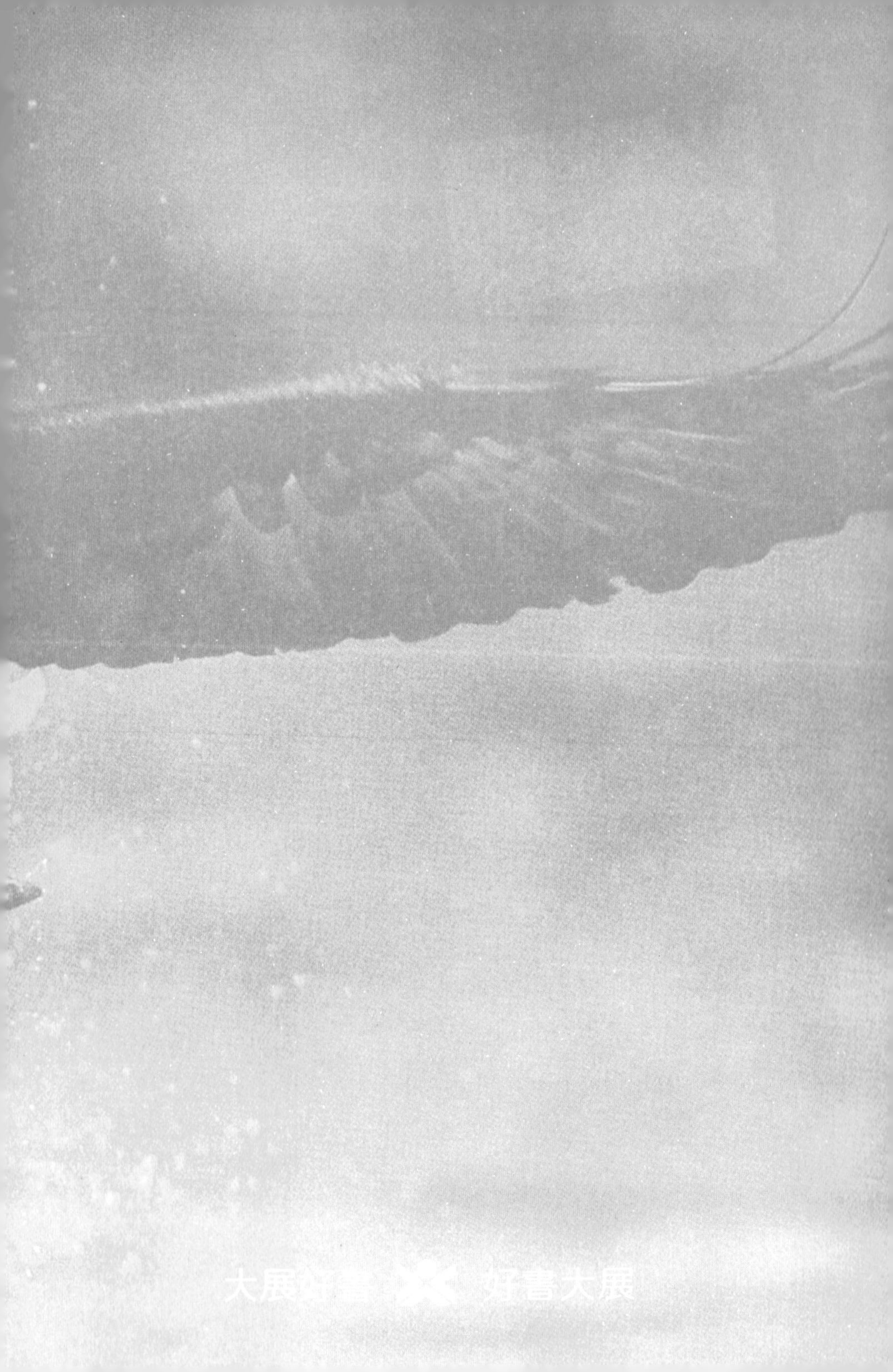

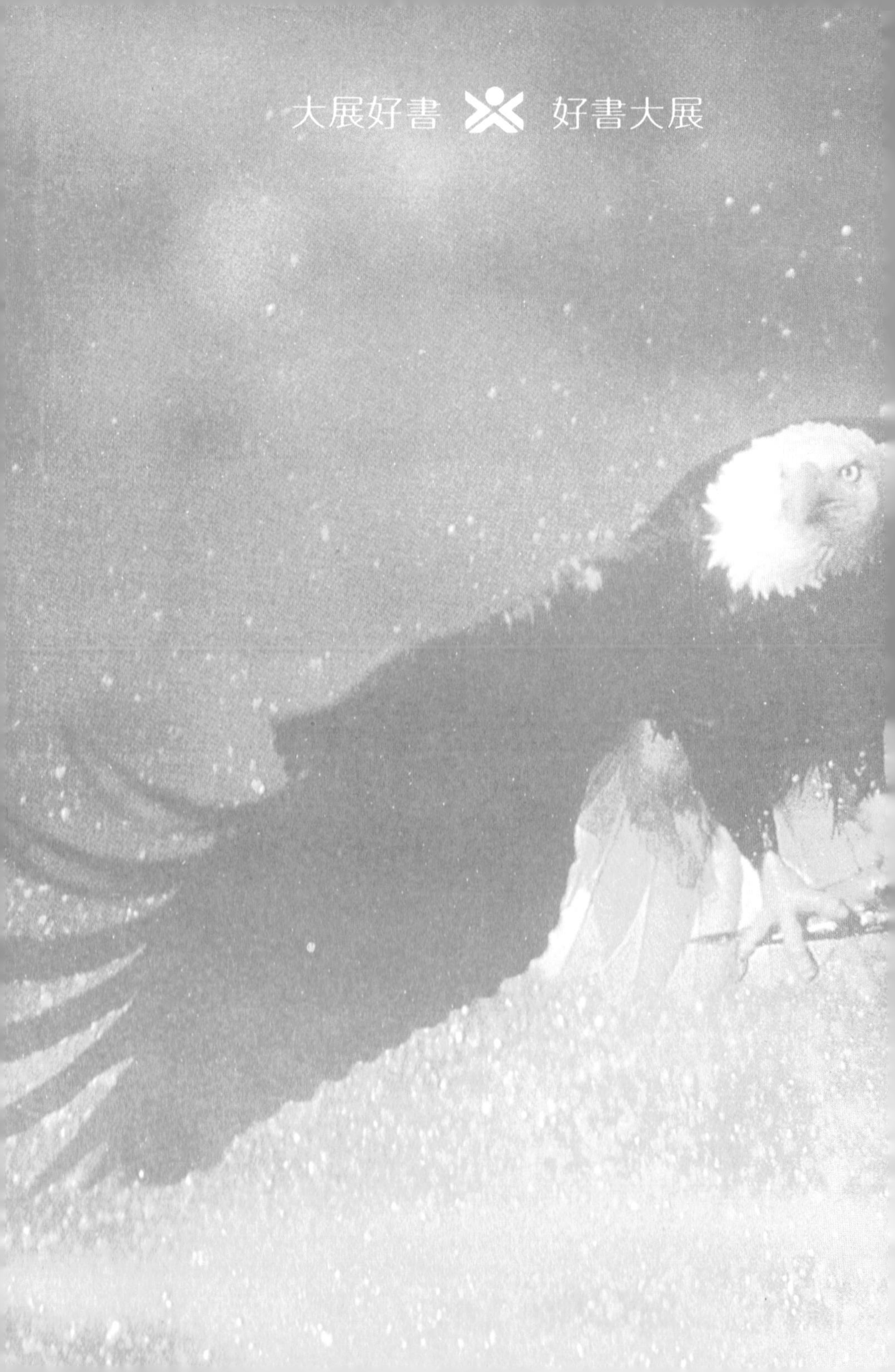
大展好書　好書大展

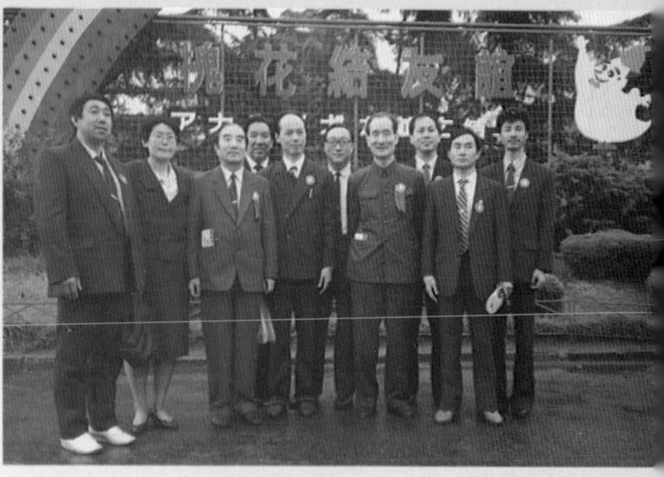

→黃醫師參加大連國際學術大會

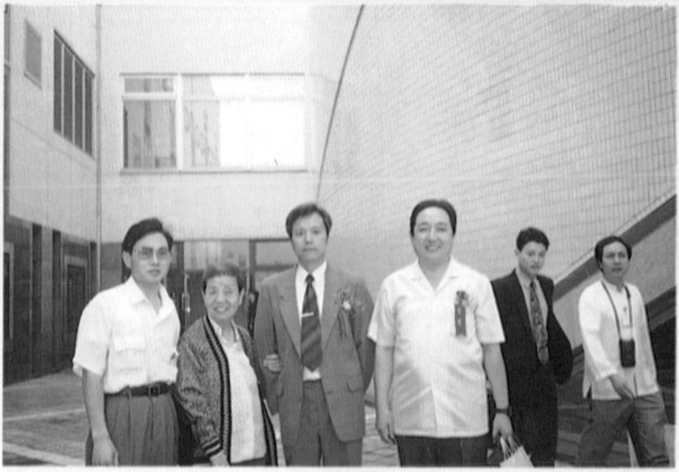

←黃醫師同全國政協委員楊純同志參加國際氣功大會

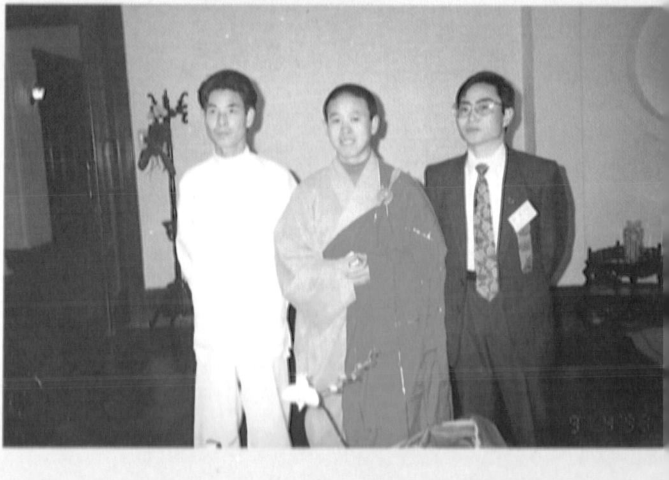

→與北京法源寺法師交談

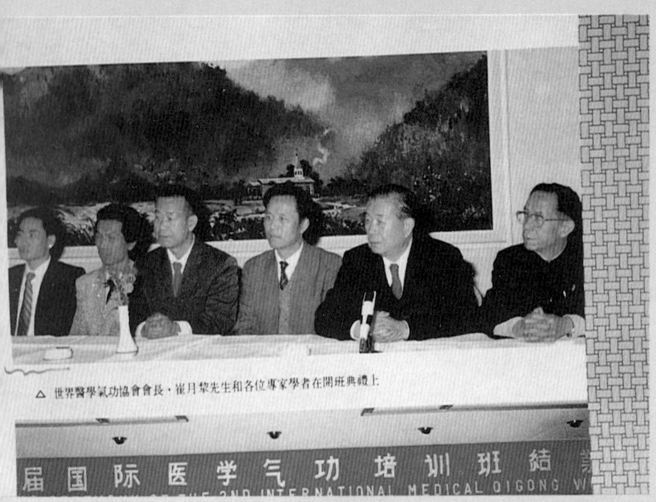

△ 世界醫學氣功協會會長・崔月犁先生和各位專家學者在開班典禮上

← 黃醫師在國際氣功班上

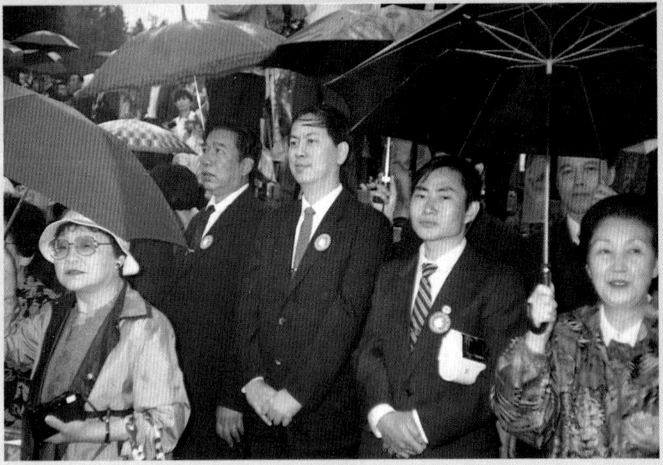

→ 黃醫師同日本友人參加國際大會

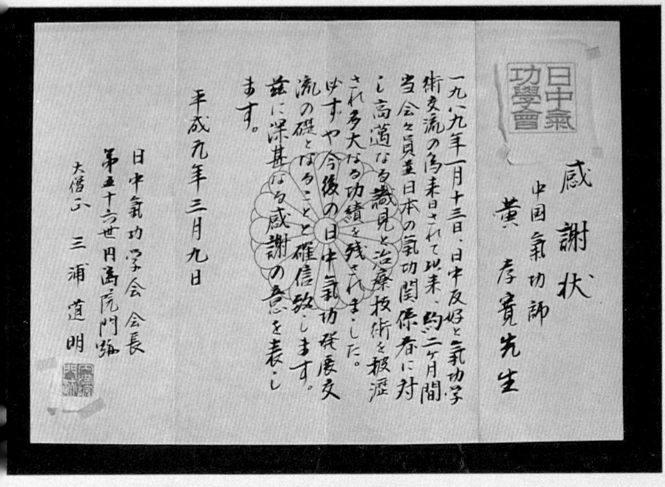

日中氣功學會

感謝状

中国氣功師
黄 孝寛先生

一九八九年一月十三日、日中友好と氣功学術交流の為来日されて以来、約二ヶ月間当会々員並日本の氣功関係者に対し高邁なる識見と治療技術を披瀝され多大なる功績を残されました。必ずや今後の日中氣功発展交流の礎となることと確信致します。茲に深甚なる感謝の意を表します。

平成九年三月九日

日中氣功学会 会長
第五十六世円満院門跡
大僧正 三浦道明

← 黃醫師在日本進行氣功講學，獲感謝狀殊榮

→黃醫師與國內外電視新聞專家在交流學術

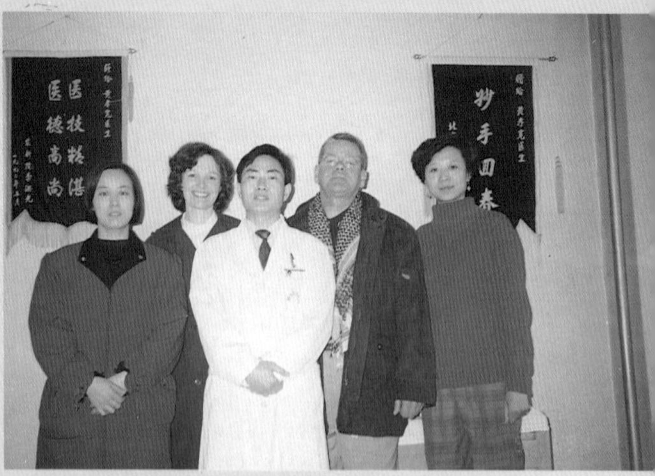

←黃醫師與瑞典學生交流氣功

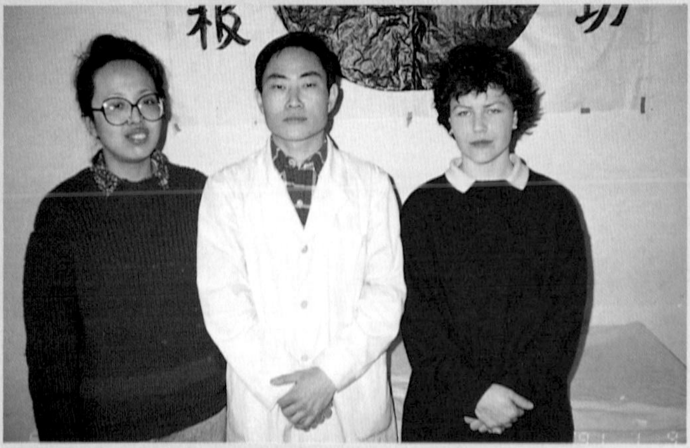

↓→獲北韓授勛章及證書

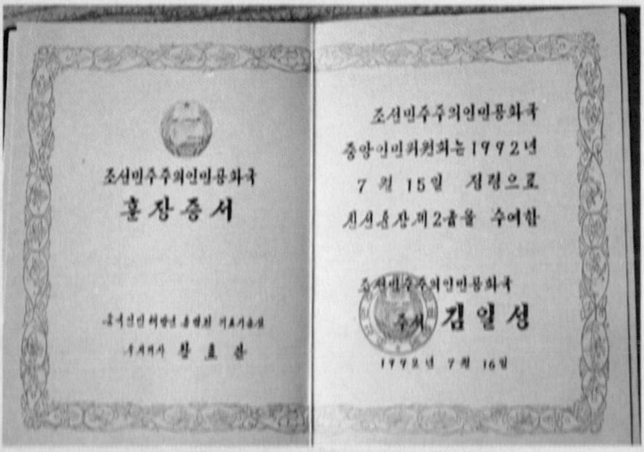

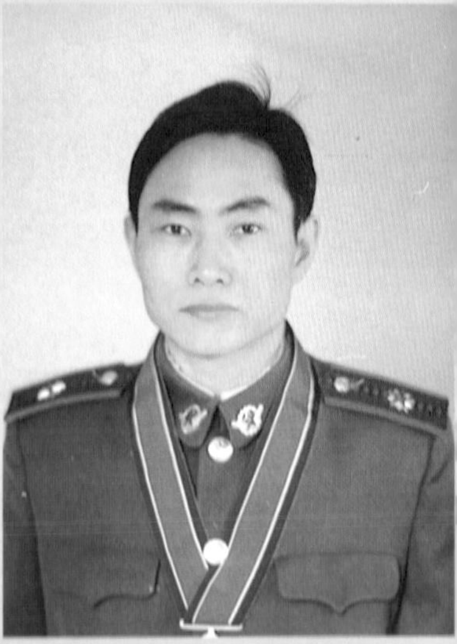

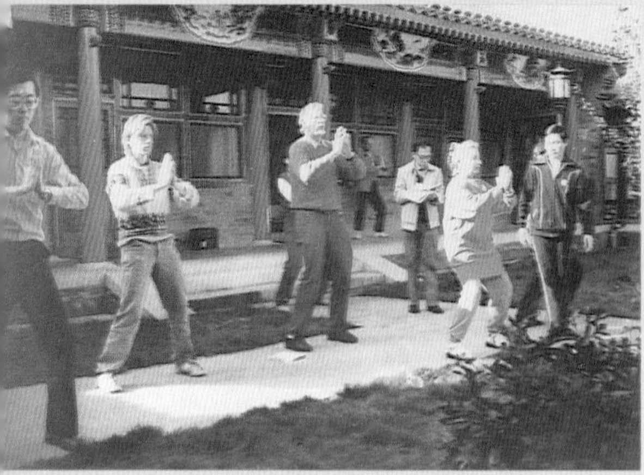

←黃醫師在指導國外學生練功

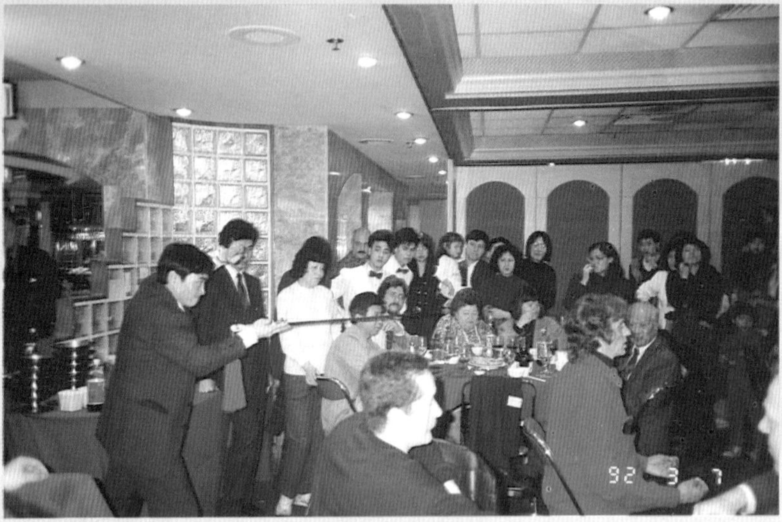

→黃醫師訪問聯合國總部時做帶功報告

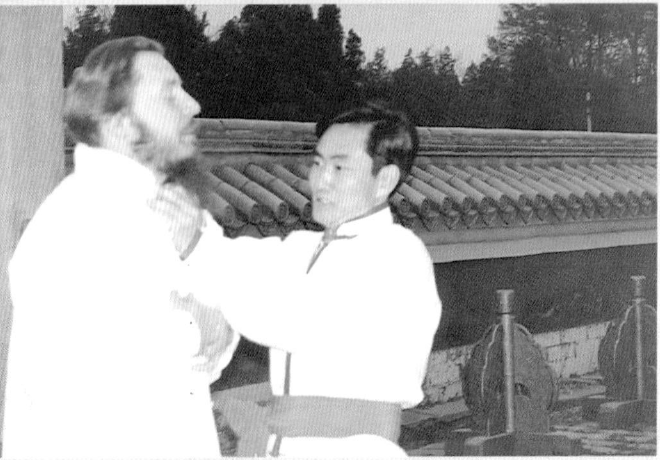

←黃醫師帶外國學生練功

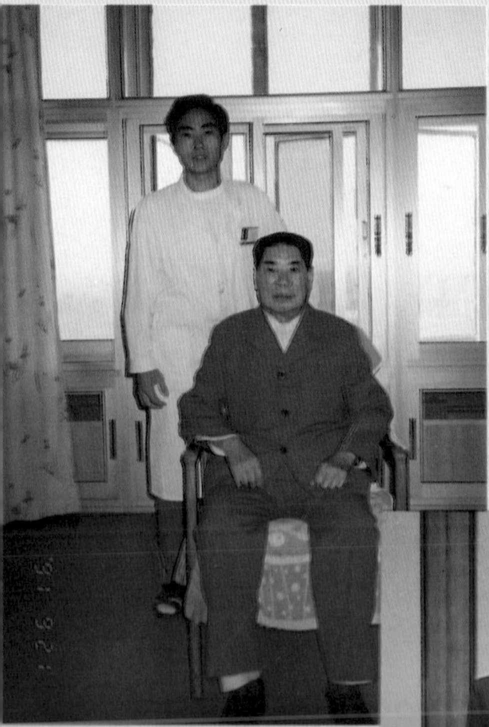

↑黃醫師在給原解放軍參謀長楊得志治療後留影

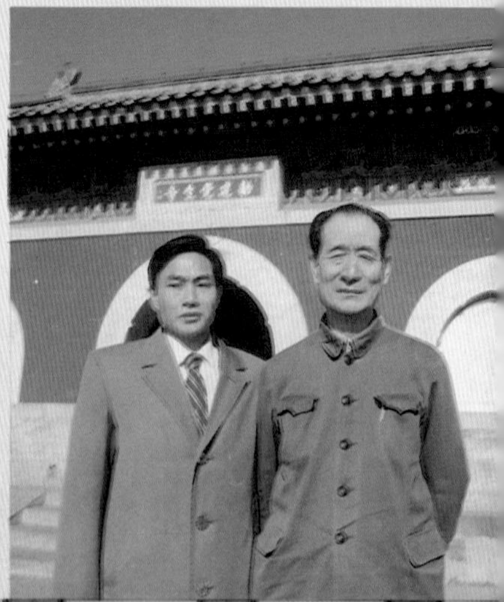

→黃醫師與中國氣功科學研究會理事長張震寰在一起

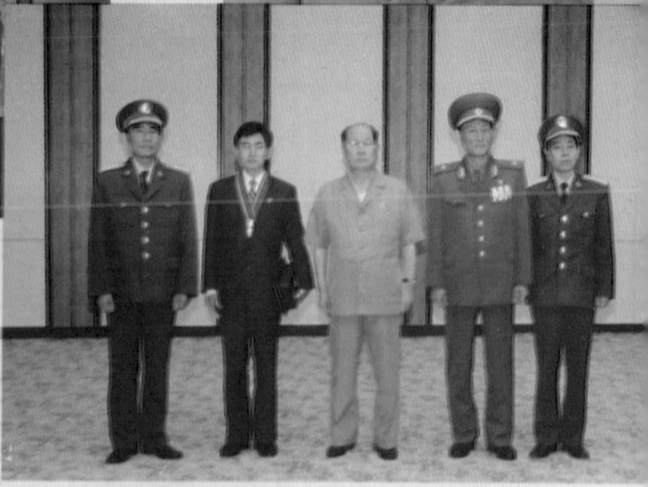

→黃醫師在北韓接受金日成親簽勛章後與有關領導人合影

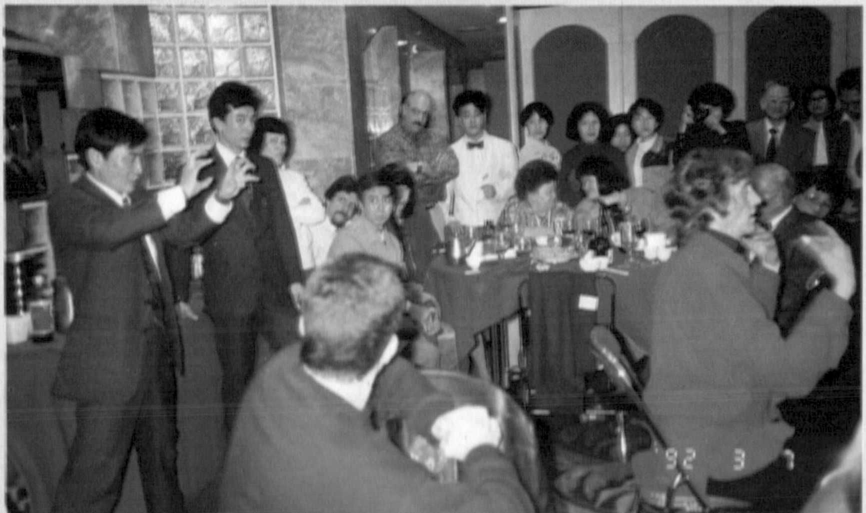

←黃醫師訪問聯合國總部時做帶功報告

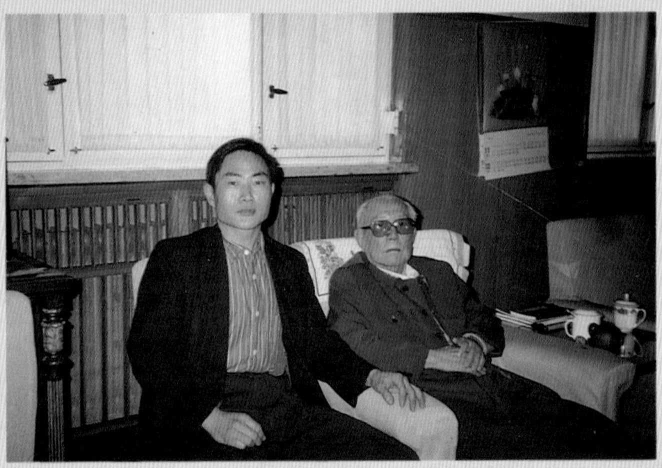

→黃醫師在給原「全國政協主席」李先念治療後留影

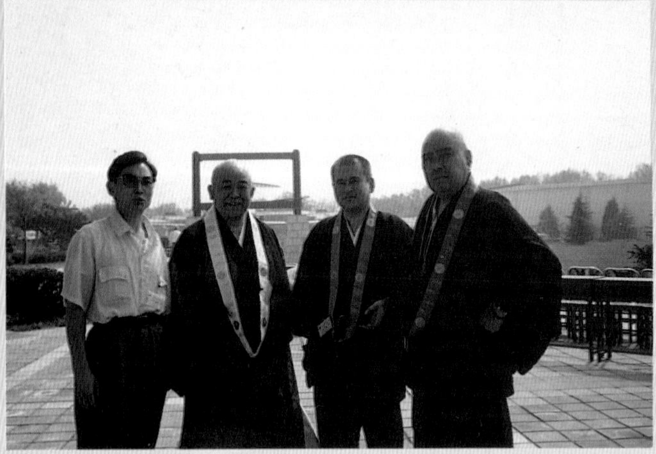

←作者與日本日中氣功學會會長三浦道明先生等留影

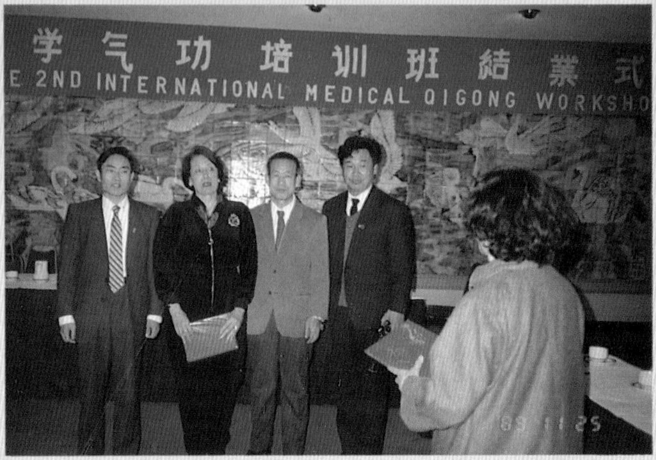

→作者與國際氣功培訓班

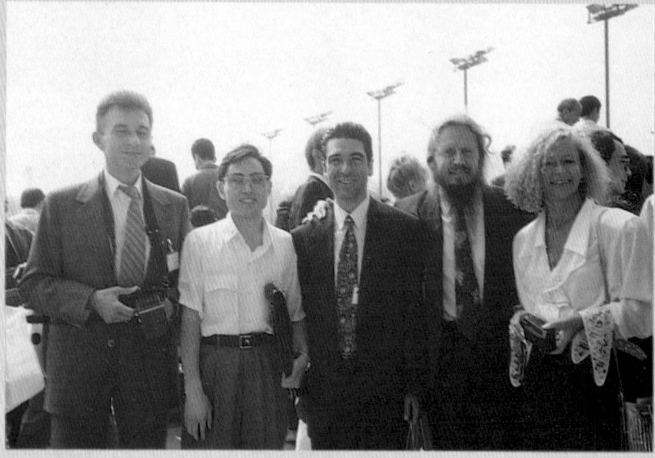

←作者在同西歐氣功學會的學員教功後留影

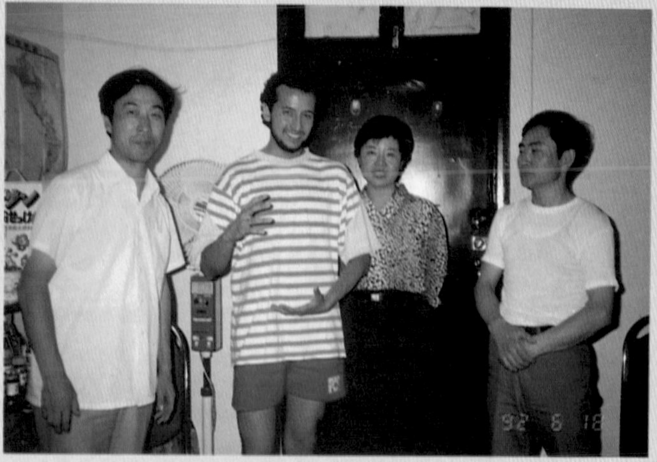

→作者同巴西、日本的學生教功

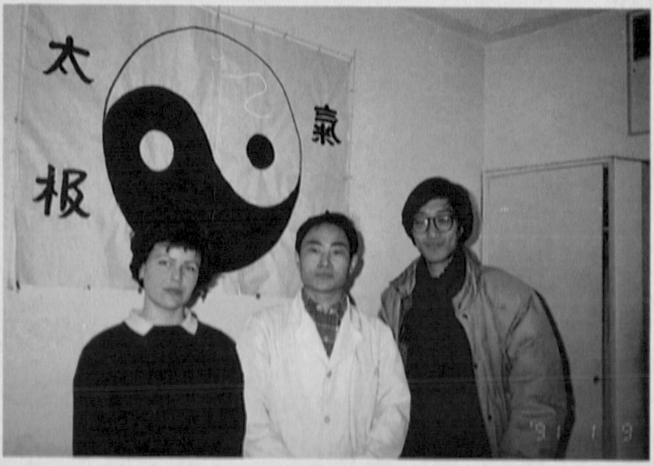

←作者在醫療氣功室接待荷蘭的學員

→作者在給瑞典學生發
外氣導引

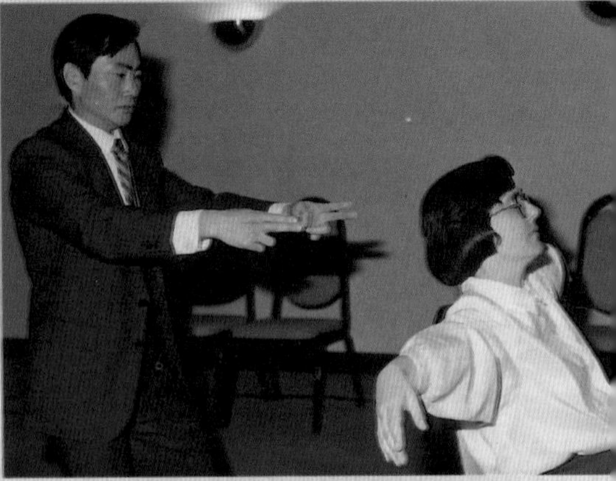

↓作者在給波蘭學生發
外氣導引

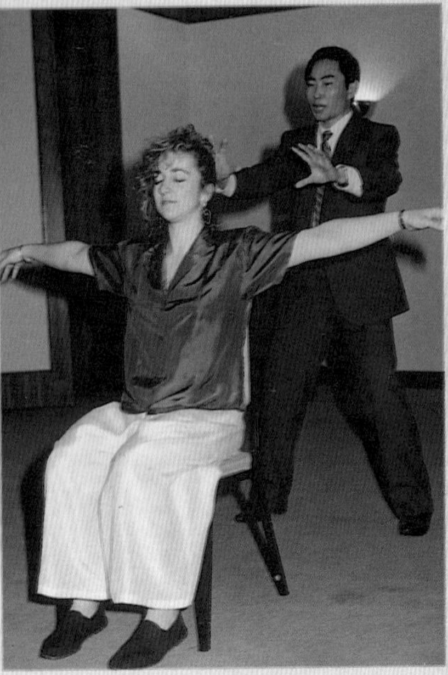

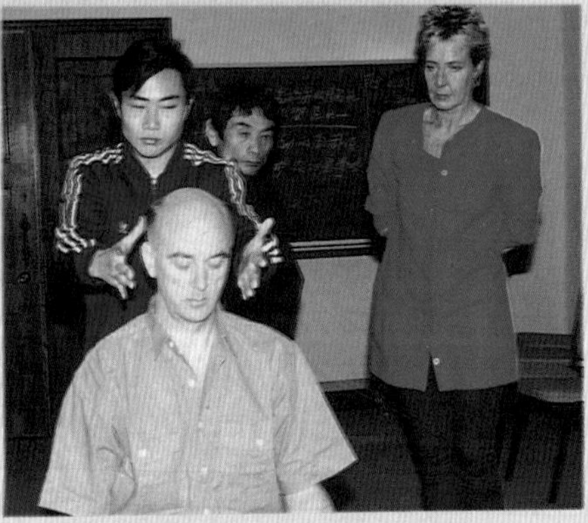

→黃醫師在國際醫學氣功培訓班授課

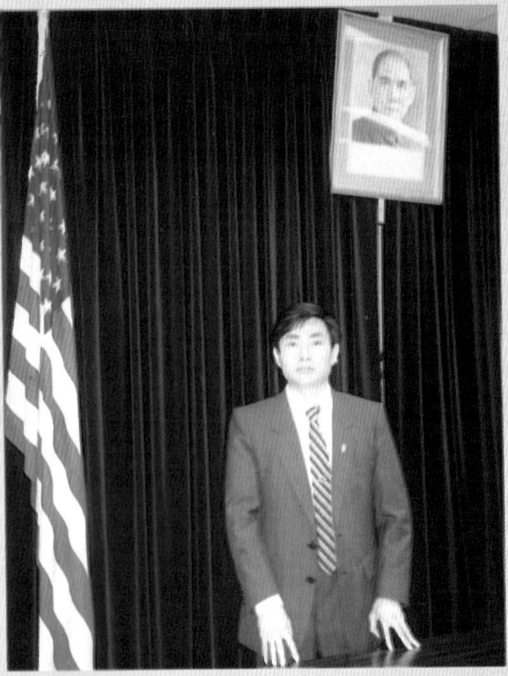

↑在美國紐約講學時，
於紐約華僑文化中心
台灣會館帶功報告

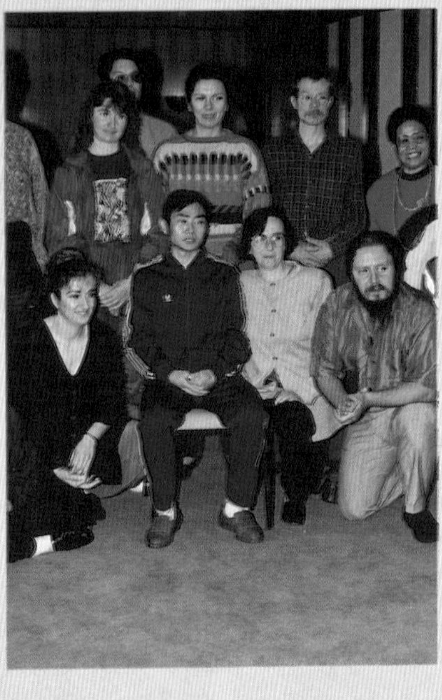

→作者在給瑞士學生發外氣，導引後留影

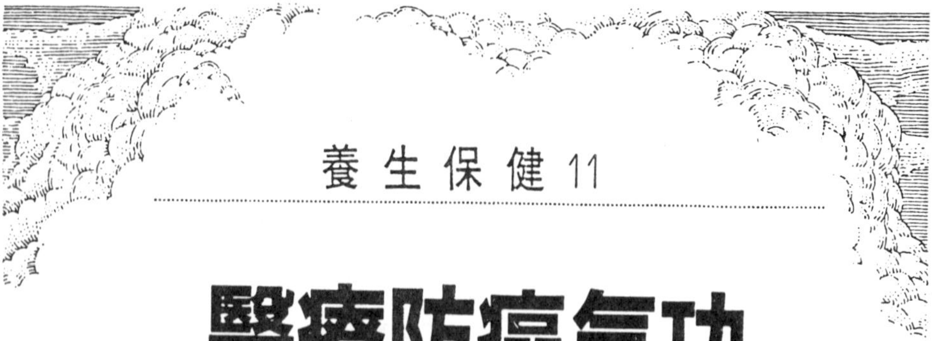

養生保健11

醫療防癌氣功

黃孝寬／編著

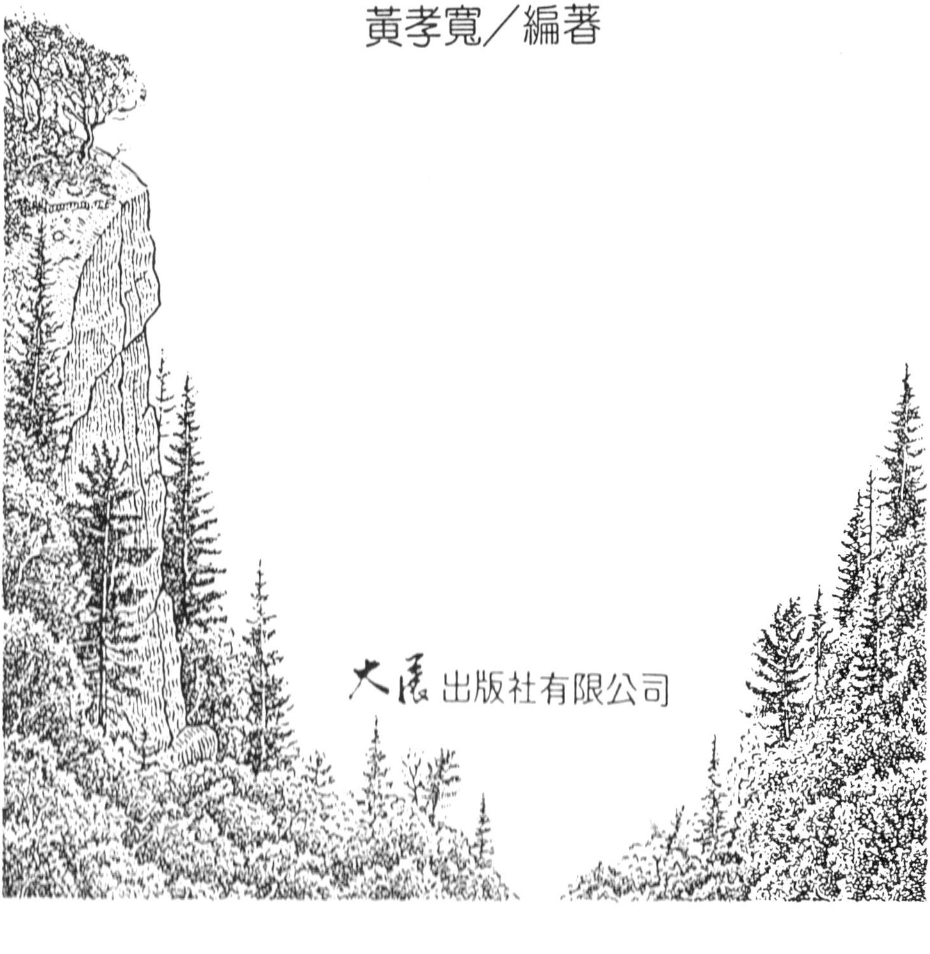

大展出版社有限公司

內容簡介

近年來，隨著人民生活的不斷提高，人們把健康長壽放在了日常生活中很重要的地位，特別對一些危及生命的疾病如：心血管病、腫瘤……其中非常恐懼的疾病就是腫瘤。

本書就是根據患者和臨床受益的要求，專門把各派通過臨床實踐證明能治癒或減輕癌症病人病況的氣功匯集在一起，並與本人臨床經驗相結合論著的。

本書主要介紹了通過輔導病人練氣功（如新氣功練功法、氣功八段錦、坐位十二段錦、二十四節氣氣功、站樁功……）和我們用外氣、氣功按摩、氣功點穴等等。配合運用內氣結合患者與醫者互相配合的新型方法，治療和緩解癌症患者的病痛。

我們對癌症病人還進行了心理學方面的探討，在整個治療過程中要求患者必須建立堅強的戰勝疾病的信心，這一點是我們施術的關鍵。所以本書要求，要具備「一個樹立」「兩個結合」：
一個樹立：患者必須樹立戰勝疾病的信心。
兩個結合：
(1)本人練氣功與醫者施治的外氣功相結合；
(2)患者必須遵守醫者的一切醫囑與練功相結合。
只有具備以上條件治療腫瘤才能達到預期效果。
以下所本，實乃倉促，有所不到之處請多指教。

序

氣功是中國醫學的瑰寶，有悠久的歷史。在健身強體的作用方面，具有民族特色。臨床氣功療法是中國醫學的重要組成部分，是中華民族的祖先在生活實踐的過程中，逐漸積累和創造起來的一套防病治病、健體強身的醫療保健方法。深受人民群衆的喜愛和廣大學者的推崇。

本書主編為著名氣功家、解放軍總醫院對外診療部臨床氣功中心主治醫師、我院教授專家委員會委員。

黃醫師是位醫德高尚，受人敬佩、讚揚的國內高級臨床氣功專家。被美國紐約氣功針灸研究院聘為榮譽教授。他從青少年時期習練少林內功，功底精深，又善於鑽研和獨創。在氣功臨床治療上新創了「中華氣功點穴療法」、「中華氣功外氣療法」，博得了國內外同道和專家們的讚賞。

《健康報》、《中華氣功》雜誌，北京晚報以及香港、新加坡、法國、日本、美國等有關報刊（電台）紛紛報導他的氣功實踐精粹。他撰寫的並已問世的中華氣功點穴療法精粹一書已得到國內外氣功界、讀者的好評。

最近他主編《醫療養生氣功》、《醫療強身氣功》、《醫療防癌氣功》、《醫療點穴氣功》等書又相繼出版問世。相信，此書的出版將豐富氣功臨床醫學寶庫。特為之序。

中華氣功進修學院常務院長

中華氣功進修學院專家委員會主任林中鵬

一九八七年八月一日

目錄

第二章　腫瘤病人的練功知識

第三章　氣功治癌的機理及物理效應

第四章　腫瘤病人的練功方法

第五章　少林五形氣功

第六章　氣功治癌的臨床應用

第一章

腫瘤的概述

一、關於癌症的由來

癌（CarCinoma）舊名詞來由，原是希臘的學者皮波克拉泰斯給述名的，是從拉丁語中「KarKinos」詞中演變而來。「KarKinos」詞在拉丁語中的意思是「螃蟹」。並把該詞作為癌的代號，從形象上描述了癌的生長的形態特徵。癌在病理學中的上皮細胞與組織學中的上皮細胞是有著很大區別。

組織學中的上皮細胞不僅包括病理學中的上皮細胞，而且包括一些單層扁平上皮細胞、漿膜間皮細胞、腦脊膜上皮細胞和滑膜襯層的上皮細胞等。這些細胞統稱上皮細胞，但實屬問充質「間葉」組織細胞，故此，由這些部位上皮細胞所發生的惡性腫瘤，稱爲肉瘤，尚不能稱癌。

就所流行的一癌症與病理學中所論述的癌含義上有所區別。人們習慣上所稱的「癌」它即包括病理學中所述的上皮細胞形成的惡性腫瘤，又包括了肉瘤在內的惡性腫瘤。所以瘤是代表了所有的惡性腫瘤，它不僅在人群中廣泛流傳，而且在一些醫學報導中都有所論述。

二、腫瘤的病因

目前人們對癌症還尚未完全了解，但是有很多有志於攻克治癌的科研人員，都有以下幾點共同看法：腫瘤發病與外界因素或體內因素有關，如環境藥物、化學物質及抽煙等，直接或間接侵襲正常細胞，而引起惡性腫瘤。體內因素：如激素、年齡（遺傳）、感染和情緒緊張的影響而發生的惡性腫瘤。據有的學者認為，有百分之七十五以上的癌症可能都是由環境中的致癌物質引起的。

如有些病人有腫瘤家族史，這與遺傳素質有一定的關係。還有學者進行動物實驗表明，病毒可能與癌症的發生有著密切關係，據EB病毒已被證明與人類癌症有著因果聯繫。目前有人認為精神因素會導致癌症和加速癌症的發生與發展，可是當前尚未有任何根據能解釋它對癌症的發生有無重要的影響作用。

目前醫學科學還尚未研究出導致癌症的單一原因，在治療與預防上也無法制定某種單一的手段。從理論上現在無法完全證實，因此，對於癌症的病因與治療的探討，仍然是各抒己見，百家爭鳴。目前國內外很多學者共同探索攻克防治癌症的這一難關。

本人認為以中醫的角度分析惡性腫瘤主要是由氣、血、痰、食的鬱結積聚所致，《靈樞百病始生篇》說「息而成積」，息有停滯的意思，是指原屬於體內流動的物質，如氣、血等因受邪而留止集結而形成包塊。

氣功療法能否防癌、治癌呢？現代醫學認為中醫講的「氣」，就是相當於西醫的神經、體液、系統功能和體內組織器官內分泌活動的功力能。中醫認為腫瘤病是一種涉及整體的全身性疾病，歸納其發生原因是由於府情、內傷、臟七失調，以致邪氣乘虛而入阻塞經絡，引起病邪和氣血凝結不散而成。「氣為血之帥、氣行則血行」。因氣功療法可以調心、調息而使內氣旺盛運行，疏通經脈、強壯肺經，在排除疾病的同時，也培育了真氣，加強了人體自身的免疫功能。氣功在治癌上，已在國際內治好了一些病症。所以本人認為中醫氣功對癌症的認識和治療是有一定獨到之處的。

三、腫瘤的分類命名

人體的任何部位、任何組織、任何臟器都可發生腫瘤，因此腫瘤的種類很多。各種腫瘤根據其發生部位、組織來源及良惡性來命名。一般常採用下列分類和命名方法：

㈠、良性腫瘤的命名：在它起源的組織名稱後面加上一個「瘤」字。如果源於骨組織的良性瘤稱為骨瘤；來源於纖維組織的稱為纖維瘤；來源於腺上皮的稱為腺瘤。也有的良性腫瘤根據腫瘤的外形來命名，如來自上皮組織呈乳頭狀突起的稱乳頭狀瘤。

㈡、惡性腫瘤的命名：惡性腫瘤根據組織來源不同命名原則也各不相同，分為癌和肉瘤。

癌（CarCinoma）：由上皮組織來源的惡性腫瘤稱「癌」，其命名方式是器官或來源組織後面加上「癌」。按發生部位不同，有肝癌、肺癌、胃癌等命名；按來源上皮種類的不同，有腺癌鱗狀細胞癌、基地細胞癌等命名。

表 1　　腫瘤分類命名表

	組織起源	良性腫瘤	惡性腫瘤	好 發 部 位
上皮組織	鱗狀上皮	乳頭狀瘤	鱗狀細胞癌	乳頭狀瘤常見於皮膚、鼻、鼻竇、喉等處。 鱗狀細胞癌常見於子宮頸、皮膚、食管、鼻咽、肺、喉和陰莖等。
	基底細胞		基底細胞癌	頭面部皮膚
	移行上皮	乳頭狀癌	移行細胞癌	膀胱、腎盂
	腺上皮	腺　癌	腺癌（各種類型）	腺瘤多見於乳腺、甲狀腺、胃、腸； 腺癌多見於胃、腸、乳腺、甲狀腺以及其它有腺上皮的地方
間葉組織	纖維組織	纖維瘤	纖維肉瘤	皮下、粘膜下
	脂肪組織	脂肪瘤	脂肪肉瘤	皮下、腹膜後
	平滑肌組織	平滑肌瘤	平滑肌肉瘤	子宮及胃、腸道
	橫紋肌組織	橫紋肌瘤	橫紋肌肉瘤	肉瘤多見於四肢
	血管組織	血管瘤	血管內皮肉瘤	皮膚、皮下、肌肉、肝
	淋巴管組織	淋巴管瘤	淋巴管內皮肉瘤	皮膚、皮下、唇、舌
	軟骨組織	軟骨瘤	軟骨肉瘤	四肢長骨及短骨
	成骨組織	骨　瘤	骨肉瘤	骨瘤多見於骨、長骨、骨肉瘤多見於長骨兩端，以脛骨上端股骨下端多見
淋巴造血系統	淋巴組織		淋巴肉瘤網織細胞肉瘤、何杰金氏病	頸部、縱隔腸系膜和腹膜後淋巴結
	造血組織		骨髓瘤 各種白血病	椎骨、胸骨、肋骨、骨和長骨 骨髓、淋巴及周圍血液
神經組織	鞘神經鞘細胞	神經鞘瘤 神經纖維瘤	惡性神經鞘瘤 神經纖維肉瘤	四肢周圍神經
	交感神經細胞	神經節細胞瘤	神經母細胞瘤	前者多見於縱隔、腹膜後，後者見腎上腺髓質
	膠質細胞	膠質細胞瘤	膠質母細胞瘤	中樞神經系統
其他	成黑色素細胞	（黑痣）	黑色素瘤	皮膚、皮下、眼
	胎盤組織	（葡萄胎）	絨毛膜上皮癌	子宮
	二個胚葉組織	畸胎瘤	惡性畸胎瘤	卵巢、睪丸、尾部

肉癌（SarComa）：由間葉組織（包括纖維組織、脂肪組織、骨組織、肌組織、血管及淋巴組織等）發生的惡性腫瘤稱「肉瘤」。命名方式是組織來源加「肉瘤」，如纖維肉瘤、骨肉瘤、脂肪肉瘤、淋巴肉瘤等。

特殊命名：有些腫瘤不能肯定來源或根據長期習慣一直沿用而命名，如「不見網膜母細胞瘤」、「惡性黑色素瘤」、「何杰金氏病」、「白血病」等。

四、腫瘤的診斷

早期診斷是治療癌症的首要條件。對癌症病人的早期發現、早期診斷、早期治療，稱為「三早」。早期就是指癌症細胞侵潤局限於粘膜或粘膜下，對於瘤細胞無區域淋巴結和遠處轉移，還有體積較小的原位癌或我國解放前婦女早期絨毛膜上皮癌死亡率達百分之八九•二，解放後死亡率下降到百分之二九•二，又如近年對早期胃癌術後五年生存率高達九〇•九%，侵及肌層的中期癌術後五年生存率下降到百分之五十至百分之七十。侵及漿膜層的晚期癌術後五年生存率僅達百分之八至百分之十七。

上述是臨床經驗總結及證明。對於「三早」的關鍵在於早期診斷。在有少數住院病人中，發現癌症的時間並不晚，主要是由於不能儘早及時確診，也無進行治療，而貽誤到晚期，造成治療上效果不佳的狀況。

對於正常人的普查和對癌症病人的監治，必須實行「三早」，這對治癒癌症有一定的效果。但必須遵循以下幾點：

1.根據癌症的發展過程，切實做好合理用藥及堅持氣功保健鍛鍊，使病人身體抗病能力增強，去爭取和戰勝癌細胞生長、發育期。如能度過癌症發展的相當長間隙的時間，如子宮頸癌從原位癌發展到侵潤癌需要十年時間，這給「三早」贏得了治療時間。

2.注意觀察早期的症狀和體徵，一般人體所患的癌症百分之七十五以上發生在容易發現的部位，還有很多癌症病人在早期也出現一些症狀和體徵的異常變化，這將為早期發現和早期診斷治療都提供了有利條件。

3.用現代科學技術進行定期普查，是早期診斷治療癌症的關鍵。

據國內報導，上海紡織工業系統從一九七二年至一九七九年二月積極推行群衆性的「三自」活動（即自查、自按、自報），同時在有關衛生等部門的大力協助下，利用液晶熱圖象、紅外線熱圖象、鉬靶、鎢钃靶、X線攝片、針吸組織深片、乳頭分泌液細胞學檢查、乳腺導管造影、三十二磷測定、超聲波檢查及病理切片等技術檢查三七五三二人次，查出三百例乳腺癌病人，其中無症狀者占百分之八十三；第Ⅰ、Ⅱ期即病灶小於或等於五公分者占百分之九〇•九八；第Ⅱ、Ⅳ期即病灶大於五公分僅占百分之九•〇二；手術率占百分之九四•六六，術後至今存活的有二五三例，占百分之八四•三三，經有關壽命表法計算五年生存率為百分之七十八。

上述表明，由於政府和領導上的重視，狠抓了對癌症「三早」的重要性，同時對治療上起到很重要的作用。

五、腫瘤的治療

隨著科學技術的發展，腫瘤病人的治療問題、治療方法也越來越多。現在從國內外都採用一種綜合治療方法，即手術治療、化學藥物治療、放射治療（X線或鈷砲、加速器）、激光治療、免疫治療和冷凍治療。我國特有的中醫中藥治療、針灸治療、氣功治療等許多治療方法，使腫瘤治療不斷發展，死亡率不斷下降。從國內外大量文獻資料來看，經過綜合治療後存活二十年以上的癌症病人並不少見，有些病人可以獲得治癒的效果。

根據國內外報導，頭頸部癌生殖器癌、乳腺癌和泌尿器官癌治療率達百分之五十至百分之六十，皮膚癌治癒率最高可達百分之九十五。但也有些癌症治癒率等很低，其原因是由於發現不及時，治療上又無特效的治療手段。

如俗話說：「癌症能治好，關鍵在於早。」這就是說：癌症同其它病症一樣，如不早期發現，就耽誤了早期治療，這也是和其它疾病一樣診斷治療應有共同規律。據報導有些地區早期乳腺癌早期治療，五年存活率達百分九十八。十年存活率達百分之九十五，單純管內癌，治療後二十年存活率達百分之百，一般能獲得正常預期壽命。

據上海紡織工業系統報導治療四七五例子宮頸癌患者，總的治癒情況是，五年生存率為百分之九五•七，十年生存率為百分之九二•四。其中早期子宮頸癌（包括原位癌和侵潤Ｉ期）五年生存率為百分之九九•一，十年存活率爲九六•七％。晚期子宮頸癌五年生存率爲八二•二％，十年生存率為百分之七五•五。由此看出晚期子宮頸治癒率也相當高，但與早期子宮頸癌相比，還有很大差距。就連號稱「癌中之王」的肝癌，過去只有三至五個月的生存期，而現在據上海市統計報導，早期肝癌病人術後一年至三年生存率分別達到百分之八八、百分之七六•五和百分之六六•七。早期鼻咽癌生存率達百分之七八•七。

綜上所知，癌症絕非不治之症，在過去的七十五年裡，隨著腫瘤治療學的發展，治療方法上不斷改進，新的治療手段的不斷出現，這將為人類徹底根治癌症的治療開創新紀元。

六、腫瘤的預防

腫瘤的預防首要原則是：「無癌早防，有癌早治」；療後預防復發和轉移也應該重視。

1. 無癌早防：注意衛生保健，加強身體素質鍛鍊，特別要長期堅持氣功鍛鍊，是增加自我身體抵抗力和預防一切疾病的重要方法。腫瘤也不例外。特別注意消除精神情緒過於緊張、恐懼、內外環境衛生、飲食衛生等許多危害人身心健康的因素。如長期處於悲傷、驚怕、恐懼心理。又如飲食上少吃過燙、過乾的食物……。細嚼慢嚥，少吃刺激性飲食，對預防食管癌和胃癌有一定意義；節制煙酒，對預防口腔癌、喉癌、胃癌、肺癌有一定意義；計劃生育對預防子宮頸癌有一定意義；切除過長的包皮對預防陰莖癌有意義；注意口腔衛生，避免齲齒、假牙刺激，對預防牙齦癌和舌癌有意義；消滅血吸蟲病對預防固血吸蟲及其蟲卵沉積所引起的直腸癌和肺癌有一定意義。

2.有癌早治：腫瘤已發現，要儘早儘快進行合理治療。如鼻咽癌、子宮頸癌放射治療；白血病、骨髓瘤化學治療；胃癌、乳腺癌儘早手術治療。上述三種治療都可配合中醫中藥和氣功療法，以增強病人的抵抗力，減少治療後的副作用。病人本身應積極配合，調整飲食，加強營養，鍛鍊意志，增強信心，堅持氣功鍛鍊，能增加抗體免疫功能，力爭將腫瘤消滅在局部，並預防擴散。腫瘤的綜合治療是重要的，但病人配合進行氣功鍛鍊也是很重要的治療手段。

3.預防復發：腫瘤病人無論是現代的哪種治療方法，都是以消除和控制病灶為原則。與此同時都很重視病人體質的鍛鍊，以增強其抗體內的免疫功能，預防腫瘤復發。這是個長期的戰略任務，不能輕視。為了預防復發，腫瘤病人必須堅持氣功或體育鍛鍊，以配合醫生的治療，才能收到很好的效果。

第二章　腫瘤病人的練功知識

人體的生命生存，從古到今氣功為人類之用和是生物發展的自然規律，是相等的都是由生→長→衰→亡此規律是可逆的。但是人的病衰確有早有晚，有快有慢。這與人的先天素質，後天調養，疾病的預防以養身修煉有著密切關係。目前在世界已有很多國家都設立專門的保健學科，機構或組織，如美國、日本、蘇聯都進行了專題研究。

我國傳統醫學養生及保健的學科有悠久的歷史。在臨床應用與科學研究方面歷代都很重視，並創造了很多傳統保健治療與方法，積累了大量豐富的實踐經驗，並創造了相應的理論基礎。

這些具有民族特色的傳統保健方法——氣功，就是古人用來為自己強身健體，為他人治病的一種方法，至今流傳的有氣功導引、按蹻、新氣功療法、氣功八段錦、坐功十二段錦、二十四季節氣功練法、氣功站樁、氣功按摩、氣功點穴等。這些經過漫長的歷史篩選，至今保留著並進行了一些創新，更符合現代人保健強身治病之用。

氣功療法是中國醫學寶貴的遺產一部分。在我國古代文獻裡有著詳細的記載，並稱之謂養生、導引、吐納、靜坐等方法。據二千年前在《黃帝內經上古天真論》醫書記載著：「恬憺虛無，其氣從之，精神內守，病安從來」。這就是古人對養生原理的論述。

《素問遺篇刺法論》中又述：「腎有久病者，可以寅時面向南，淨神不亂思，閉氣不通七遍，以引頸咽氣順之，如咽甚硬物，如此七遍後，餌舌下津無數」。這也是古代氣功鍛鍊的方法。漢代名醫華佗創編了五禽戲。並認為：「導引之事，熊經鴟顧，引挽腰體，動諸關節，以求難老」。這是一種防病抗衰老的好方法，至今還被廣泛應用。

隋代巢元方著《諸疾源候論》記載許多的氣功導引治病的方法。

唐代孫思邈著《備急千金要方•養性篇調氣法》記載和論述了養生方法和指導思想。更明確指出了練功時注意要點。如「和神導氣之道，當得密室，閉戶安床暖席，枕高二寸半，正身臥、目，閉氣於胸膈中，以鴻毛著鼻而不為動，經三百息，耳無所聞，目無所見，心無所思」，只有達到這樣程度，方為入靜，得法得道。道不在煩，但能不思衣食，不思聲色，不思勝負，不思曲直，不思得失，不思榮辱，心無煩形無極，而兼之以導引，行氣不已，亦可長年……。

古人練功時也很強調排除外界環境的擾亂和內環境的衝動，要從根本上平和「凡人不可無思，當以漸遺除之」。練功過程中不能患得患失，不能急於求成，必須神思集中，形成修煉，形一神，身一心的方法，方可益壽延年。

據宋代《聖濟總錄》，元代王中陰《泰定養生主論》，明代徐春甫在《古今醫統大全》等都極豐富地總結和敍述了歷代各家的醫療氣功保健方法及經驗，到清代汪汎奄著的《勿藥元詮》中，集中論述了佛家、道家的各種氣功養生、靜坐方法。

近年來在國家有關領導支持下，大力發展和挖掘中國醫學遺產——氣功。先後成立了唐山氣功療養院、上海氣功療養所，當時在全國一些地區醫院以及公園、街道等展開練功活動。近年來，廣泛群衆性練功保健活動已經發展到全國各地，有的科研單位採用現代科學，專對古老的氣功進行了科學研究，認為氣功是有物質基礎的。並測定出生物電效應，如測到氣功師放出的紅外、次聲波、磁場等不同物理現象。這是一門有探索人類奧妙，有發展前途的新興科學，正沿著多學科結合的道路前進。

下述腫瘤病人練功的機理，練功的意念，練功的姿勢，練功的調息要求，練功中注意要點，如何選擇練功方法等。

第一節　練功的機理問題

關於氣功的作用機理，古今看法不一，但有其共同之處，在漢代初期已經確立和提倡，凡行動者，必內養神外養形，使神形相濟。又如司馬遷在史記自序中說：神是生命的根本，形是生命的體現，並提出養神修身是生命的根本保障。它闡述了我國醫學傳統的中心思想。這也是當今氣功的原始理論基礎。

我們在臨床氣功的實踐中體驗到：氣功之功效為：導引行氣，使人安心定意，呼吸吐納，活動身體，調神益形；氣血通暢，祛病延年。

現代醫學研究氣功，認為它有如下生理作用：

氣功有效地調節神經系統的紊亂，通過練氣功以悠、緩、細、勻的運氣過程，使神經系統達到有序化。提高神經細胞的工作能力，特別是練功中的呼吸運動，是均勻、緩慢、深淺、自然呼吸方法。是促進血液和淋巴液的流暢，改善了微循環瘀滯狀態。從而增強了各種組織器官的代謝作用，神經與內分泌作用，脊髓神經的反射作用。

總之，氣功能加強大腦皮層保護性作用，能協調人體臟腑，使其功能旺盛。氣功的科學研究，也是剛剛開始。

從理論與實踐結合上，目前尚不能用現代醫學和現代科學方法來完全說明，但能就一些客觀物理、生理、生化效益方面，有所研究和論證，證明氣功外氣確實存在，我們近年來與兄弟單位合作，初步測得氣功紅外、次聲波的現象。

而中醫的氣功理論必須同現代科學方法結合起來。是研究人體內的「氣功之氣」（即人身之元氣、真氣），先天之氣，再過後天鍛鍊，來培育其元氣和真氣，而把這些精元之氣沉入丹田處。

中國醫學認為：中醫的氣功理論必須同現代科學方法結合起來，來研究人體內的氣功之「氣」先天之「氣」。為什麼通過後天鍛鍊，又培育出元氣和真氣，而又把這些精元之「氣」沉入丹田或某處，在給病人治病時又能發放出來產生熱、磁的效應……。

第二節　練功的意念問題

關於氣功意念的論述，古今學者們都習慣用，意守丹田，意守某一朵花或樹。意領三合，意隨形鬆，意守湧泉等。下面簡述如下：

㈠**意守丹田：**凡練功者都很重視意守丹田之功夫，何為丹田，根據《黃庭經》中論述，丹田位置，上分黃庭，下有關元，後有幽溯（腎），前有命門（腦也叫前命門），實在臍下內部一寸五分處。又據道家書籍中也有論述，認為丹田的中心適當衝脈（八脈之一，上走頭頂有百會，下達會陰穴）與帶脈（八脈之一，為環腰一周之脈）交叉點。形如田字，為修煉內丹之地，故稱為丹田。此處為男子精室，女子的胞宮之處。又是氣海的地方，故又稱為「丹田是氣海，能銷呑百病」。所以意守丹田，為氣功中最重要的原則。

意守丹田，在治療和健身中可以引導思想集中，使人體大腦由無序化變為有序化，使其得到很好的休息。故能調整呼吸，固精益腎增強內臟的活動。能健腦強腎氣更足，使之能防病延年。關於意守丹田的作用問題：

①意守丹田的主要作法是排除一切雜念，集中精神，使意念凝聚丹田，而必須做到耳無所聞，目無所見，心情恬愴，一無所欲是守非守的意境。才能收到良好效果。

②意守丹田中的調心，是練氣功的主要功夫，也必須結合調息，調身的內在聯繫作用，古人云：「治病須養氣，養氣須調息，調息須清心，清心須健腦，健腦則心平氣和，氣息發動，無所不適」。這就是氣功意守丹田的作用問題。

㈡意守湧泉法：中國醫學臟腑學說認為，腎主骨，骨生髓，髓腦海，所以意守腎經之穴湧泉，能強腎健骨，髓旺腦靈，心腎相交，必然神清體壯的功效。湧泉穴位於足心，源屬於足少陰腎經的井穴，腎為先天之本。

據《內經靈蘭秘典篇》中指出：「腎者作強之官，使巧出焉」。腎屬水而藏精，水能生萬物，精為有形之本，精妙莫測，威力無比。故守於湧泉，守血出津。凡長期練功者，必有津液盈口，屢咽屢生，內營臟腑，外潤肌皮的作用。

㈢意領三合法：凡練功者都很重視意念，也很注重機體內的練法。所謂「內三合」即心與意合，意與氣合，氣與力合。

①心與意合就是在思想上相信，通過意念的鍛鍊，身體各部隨著活動產生一定的變化，收到良好的健身保健作用。

②意與氣合，即以意領氣，身體隨著意念去活動，讓它隨意的進行升降開合運動，氣功練到一定程度時，自己會感覺到氣隨著呼吸的節奏，在體內環行，這就是所謂內氣運行。

③氣與力合，就是當氣下降時，內臟隨之鬆弛，當氣上升時，內臟隨之緊縮，兩者用力

的活動，恰好配合一致，要達到呼吸悠緩細勻的要求，必須配合柔和的力量，這叫氣與力合。由心、意、氣三者相結合，在體內通過一些隨意肌的發動，去刺激神經系統。通過條件反射，使苦干的隨意肌在不同程度上也連帶活動起來。輸通氣血，逐瘀生新，消除疾病，防治腫瘤，能強身健體。

㈣意隨形鬆法：即讓身體完全放鬆狀態。其意念必須跟隨著放鬆的身體進行氣功鍛鍊。練功根本要求就是要在練功時形體放鬆，是掌握練功和收到療效的關鍵，鬆靜的程度越深，則氣功的效應就越好。

所以練功時要盡力作到鬆靜的境界，其鬆靜方法是在出氣時，先從頭、頸、肩、胸、腹、腿、腳等外形的肌肉放鬆，再漸漸達到內臟器官放鬆，隨之全身內外精神肉體都感輕鬆，這就叫意隨形鬆法。所謂呼氣時，吐如雁落，就是比喻形鬆的意思。鬆則血流暢通，不發生疲倦，不耗費體力，神態安靜，心裡愉快。

鬆與調息是相輔相成的，互相依賴的關係，愈鬆則氣愈調和，反過來，把氣調得越順，則越容易達到鬆的境界。此時形鬆意隨氣息調達，練功必然收到成效。

以上幾種方法各有長處，但在實踐中體驗到，對於初學者要練功更上一層樓的同道的，應首先有順序漸進，選定相互結合，以意守為前提，堅持鍛鍊，一定會收到高深的功效。

第三節　練功的姿勢問題

關於練功的姿勢，我體會是一種歷代名詞練功時的體驗，而論述為各種的姿勢（身形），至今也是如此，難以統一，隋唐時期孫思邈主張以坐功，調氣養生，古代和尚達摩的易筋經，強調採取站功，以強健筋骨，宋華山道士陳摶的睡功圖為臥功，以強調靜養為主，近代的劉貴珍院長綜合名家的方法，並提倡以內養臥式功，也以強調養氣養生為主，北京畫院郭林女士普及自由式新氣功療法，曾轟動國內外，治療癌症上有其獨到之處。

見於種種樣式各異，舉不勝舉，步姿多種，百花齊放，為了使練功者便於掌握，我們歸納起來，介紹坐、站、臥三種姿勢，以供參考。

一、坐式氣功：坐式有自由坐式、盤膝坐式、端坐式等三種

1.自由坐式：選擇適當高度的椅子、木凳或床頭上，兩腿分開與肩同寬，雙腳踏地，兩手掌心可隨意分別放在大腿上，或左手掌心貼於右手背上（右手掌心放在左手背上也可以），放在肚臍前，或者兩腿稍向前伸，左腳放在右腳上面，或右腿放在左腿上面，要求輕鬆自然，或者坐在床上，一腿伸直，一腿屈膝，腳心可對向大腿裡側。頭正頸直、含胸拔背虛腋

，以自然舒適為宜。

2.盤膝坐法：盤膝坐分雙盤與自由盤膝兩種：

(1)雙盤膝式：坐床、屈膝，先將右腳放於左大腿下，再以左腳放於右小腿下，兩膝骨成平直線，兩手相抱放於臍前，頭頸上身自然放鬆，以舒適為宜。因這種姿勢有礙身心舒適，請慎用此法。

(2)自由盤膝式：坐床，左晒屈膝，將腳放在右腿下，右腿伸直，兩手可隨意平放在膝蓋骨上，或兩手相握放在臍前。也可以依照自己習慣進行盤坐。

3.端坐法：此法坐在凳（椅）子上，頭頸上身與盤膝相同，將兩腿分開雙垂；腳踏地面，兩手掌心分別置於大腿上，內視丹田微閉，進行調息和靜養。

二、站式氣功：

站式氣功分為「三圓式、三合式、伏虎式」幾種基本姿勢

由於練功是由淺入深逐步進行鍛鍊，同時又根據個人體質和疾病不同，分別選擇以下姿勢配合呼吸運動。

1.三圓式：站立的方法是兩腳左右分開，間隔與肩同寬。兩腳尖向內站成的個圓形。兩膝微屈，腰直、含胸拔背。兩臂抬起與肩平。肘比肩稍低，作環抱樹幹狀。兩手各指均張開彎曲，形如虎爪。兩手心相對，距離約一尺左右。意領氣頭頂百會，使思想易於集中，很快入靜。

所謂三圓式是指足圓、臂圓、手圓的意思，⑴足圓是為使腰部保持鬆靜平直，兩足穩沉抓地如樹生根。⑵臂圓和手圓是為增強呼吸功能使氣息運行直達於手指尖端。練習這一姿勢的目的，是為了使肩、背、手腕及腰、腿部等肌肉發達，並使其堅韌結實。

每次站功時間，初練時，三、五分鐘，一個月後待體力增進，再逐漸延長到十五分鐘到半小時或一小時。每天早晚各練一次，循序漸進，均見療效。

配合呼吸「為開為發」，氣達指尖足心，呼氣「為合為蓄」，氣入丹田，過脊直沖百會。這個姿勢「深圓深藏」靜喔功吸，雲臥天行，其妙無窮。故長期練功家認為：「足履平川勢如山，平踏振動自然悠然。心曠神怡似甄仙，擎氣丹田貫足尖」。所以，如採此式練功，呼吸靈通，周身舒暢，償有愉快之感。

2.三合式：站立方法是兩腳一前一後，擺成似八字又非八字的形式。兩腳前後距離約二尺左右，可按自己體形選擇，以站穩舒適為宜，前腿斜直，後腿微曲。全身的體重分別放在兩腿上。前後兩腿負擔體重的比例約為前三後七。左腿在前方時，左臂與肘彎成一三五度，惟肘上舉。左肘向外扭轉，手指向掌心內轉。拇指與食指成半圓形，惟食指獨上舉，高度與視線齊平，其餘三指順其自然彎曲，亦成虎爪狀。右臂下垂稍經身後退約二、三寸左右。右肘與右膀彎成直角，放在右肋二、三寸處，作護肋狀，右手各指握成虎爪形，右腳在前時，與上述姿勢相反，此勢也必須腰直，含胸拔背，頭頂百會，兩目平視指尖。

練此勢時，應做到：肩與胯相合，肘與膝相合，手與足相合，這叫做外功三合。採用此勢鍛鍊主要目的，在於使思想集中，達到降低血壓和調節各器官的功能。

練此勢配合呼氣時，猶如「一人張弓，百發百中」，氣入丹田，息貫全身；吸氣時，猶如「一人張弓，萬夫拔河，一鼓足氣，上衝雲霄」尤在外靜內動，息息皆通。指內氣運行的感覺。

3.伏虎式：採用先左腳在前，右腳在後，站成丁字形，兩腿相距約五寸左右，身體往下稍蹲，如騎馬形，前後兩腳擺成九十度角。左手順擺在左膝上方的三寸處，右手豎在右膝上方的三寸地方，左手伸出稍屈，右手與臂彎成四十五度。其意好像左手按著虎頭，右手把著虎座。頭頂直立，眼向左前方注視，右腿在前時和上述相反而做，這就稱為伏虎式。

練此勢的作用目的，是加強四肢的健壯，使腰背有力。起強筋健骨作用。按古人練此功所述為，雞腿、龍腰、熊臂、虎頭豹頭，就是演練伏虎式。伏虎式呼氣時，氣力充沛，長期練功，力大無比。

綜上所述：站樁功的好處與保健作用。

(1)站功可隨地而立，調整呼吸時，要求在空氣新鮮之處，如公園、花草、森林、室外、河旁，尤其要求癌症患者練功時，一定選擇好環境，一定要意念和幻想身如花木生根，飽食天地開合之佳氣，自然感覺身心愉快為最佳。

(2)站功練功：由於清醒環境練功，氣息在體內交流，感應較深作用也大，運用理智，保持心地明晰、寧靜，收益甚大，方能徹入息息相通的妙境。

(3)站功較靈活，避免枯寂，動靜結合，無副作用。在調息時，血液循環不受壓制或阻礙，氣的運行直達四肢五臟六腑，在療效上起到直接內臟按摩的醫療保健作用。

(4)站功練法，易作到「小腹凸起，足踏抓地，提肛」，達到以意領氣，運行於丹田、湧泉、脊椎和大腦之間，起到息息相通的保健作用。

(5)站功練法，便進行各種輔助活動，使內功與外密切配合，起到平衡、協調內臟，收效迅速。況且站功時兩臂抬起，氣息交流，四通八達，既加大了肺活量，也使心胸尤為舒適開朗，身心健壯的醫療保健作用。

三、臥功練法：分為仰臥及側臥兩種姿勢

1.面孔向上，平仰臥床上，枕頭適宜，臥時兩腿自然放鬆，併攏而伸直，足尖向上，兩手放於兩側大腿旁，兩眼微閉內視丹田，集中心思才能意守丹田。

2.側臥位式：側身躺臥在木板床上，枕頭高低安適為度。上身平直，兩腿上下相重而稍彎曲，上腿曲度較大。一般右側臥為宜，頭放在枕上，稍向前略低，下面貼一手心（或兩手

合掌）作為穩定心，心神之用。另一手自然放在大腿上面，眼微閉內視鼻尖或雙手內勞宮。

臥式練功：適於體弱，老年或癌症病人。主治胃、肝、腎、子宮下垂或脫肛等疾病，臥式調息養氣，助於睡眠的醫療保健作用。

總之，練功姿勢選擇，應以個人情況而定，病情選擇自然舒適為度。既不要把姿勢當成「清規戒律」，也不能「朝坐暮立」，過度靈活，練功必下功夫，久而久之，自然見成效。

第四節　練功的呼吸問題

氣功的調息法它是利用各種形式的呼氣、吸氣方法來調整經絡臟腑組織的功能，使其協調旺盛強健起來，同時通過調息方法能糾正臟腑等組織的失調現象，現將常用的幾種調息方法介紹如下：

1. 深呼吸法：是在正常呼吸的基礎上進行調息鍛鍊，其方法是站成三圓式，先用口緩練習深呼吸，呼氣時，上下牙齒微微鬆扣，等氣呼儘早，再緩慢地用鼻吸氣，吸氣時，齒微合，呼與吸都是利用空氣的自然壓力，使出入的氣變細，細則可以長，呼吸細長是練氣功的基本方法之一。細長呼吸的醫療保健作用：

(1)氣息摩擦鼻腔後壁，可使腦皮層發生舒適感覺。

⑵通過聽覺感官集中注意力，有安神鎮靜的作用，鍛鍊時間的長短，要根據身體強弱，正確掌握。練功時，全身要鬆靜，自然呼吸，勿用力過大。而深呼吸的方法，對於初學者，要把平常短促的氣息練成自然的調柔入細的氣息，必須首先掌握好順氣和養氣的基本練功方法，深呼吸調息法的醫療保健作用：①能增強肺部氣體交換，加大肺活量；②促進人體各組織細胞的活力，改善全身的作用。

2.沉呼吸法：擺成三圓式，以口呼氣，鼻吸氣，舌置下腭，牙齒微扣，小腹凸起，以意領氣，逐漸下沉，到達肺下，這稱為「氣沉丹田」。此為沉呼吸的關鍵，不可忽視，呼氣完畢，再慢慢用鼻吸氣，小腹隨之逐漸收縮，吸氣時，足趾抓地，「舌置上腭」，以意領氣，督脈相通，再由會陰穴，運氣過肛門，沿督脈的尾閭夾脊和玉枕三關，而達頭頂百會穴和大腦，使氣再由兩身頰分道而下，匯至舌尖。與任脈相接，故稱為「陰陽循環一小周天」，所謂陽陰，即指一呼一吸的氣息一周，氣圍繞身體上下運行一小圈，使督任一脈在軀體上下相通。其醫療保健作用：①隨之呼吸而使膈肌上下活動。②腹腔臟器一鬆一緊起到內臟按摩助於消化的作用。③經常堅持練功，方能達到運氣養神目的。

3.無聲調息法：在沉呼吸的基礎上把運氣的循環由上身擴大到下身至足心（湧泉），練功調息時要求柔細、長、均呼氣，舌尖置上腭唇齒微開，氣貫丹田，小腹凸起，再氣沉至會陰，循行兩腿而下直達兩腳足心湧泉穴，吸氣時，小腹隨之漸漸收縮，舌舔上齒齦，自湧泉穴提氣，循行順兩腿而上，氣行肛門，再引氣上升，經尾椎至頸椎而達大腦，再順兩耳前側分下，匯入舌尖，呼氣時，氣息相接，故稱為「陰陽循環一大周天」，練功姿勢可採用三圓式或三合式，但呼氣時，要全身鬆靜，隨之下降，此時自感到，全身猶如「大雁落地」的樣子，吸氣時，則須足趾抓地，好像大樹生根，隨風飄蕩，此時自覺得好似大雁起飛，越飛越高，故在太陽將出的時候，兩目微閉，留一線視太陽，呼吸隨陽光而融合。

意念上認為太陽與人合為一體，這樣注意力可以完全集中，因為這一段調整氣息，要求嚴格，做到呼吸無聲，故稱為「無聲調息法」。

此法要求練功時呼吸無聲，不結不粗，出入綿綿，若存若亡，息息相續，即是「真息」應排除呼吸有聲的「風息」，雖無聲而不細的「氣息」，出入滯認的「喘息」。這風、氣、喘三息，也各有弊病，「風則息散，守氣則息勞，守喘則息結，守息則息定」。其息的要求是：「悠、緩、細、匀、靜、綿、深、長」和達到「無聲」不粗不澀，不滑的標準，做到真息的功夫，才能進入神態安靜，心情愉快的境地。

4.腹式調息法：在深呼吸的基礎上再深入一步，必須加強腹部呼吸的脹縮程度，故稱為「腹式呼吸」也稱腹式調息法。即呼氣時，小腹縮回，吸氣時，腹部凸起，但要自然放鬆，練功姿勢可採用三圓式或三合式的方法。其動作和意念與第二、三法相同。對於用氣，也須要運行循環小周天或大周天，也如第二、三法相同。只是在進行調氣時，用意念去引下腹部肌肉，幫助橫膈的升降，有助於增強腹式呼吸，調整消化器官的生理功能，適合於腹腔的疾病和腫瘤的患者。

5.加強呼吸法其呼吸方式和氣的運行。可採用沉呼吸法，即小周天的運轉方法，呼吸時小腹鼓起或收縮，可隨便選擇。

6.內呼吸法：可採用陰陽循環一大周天的方法，把「調息與調心」密切結合，動靜結合，具體操作方法可採用鼻呼吸。呼氣時，舌舔上腭，氣降至丹田，小腹鼓起，吸氣時，舌舔上齦，小腹收縮。練功到數十分鐘後，能感觸體內有震動感。還有一股「熱氣團」，匯集於丹田，然後下至會陰，沿兩腿而達湧泉。這股熱力隨吸氣而上升，衝尾閭，升夾脊，接連衝過後腦達頭頂，似乎上衝雲霄，全身騰起。

這是人體內的氣脈通暢的表現。真正起到內呼吸應有的感覺是「淨息」境地。而外觀好像停止呼吸，實際上少腹部（丹田處）在呼吸（似胎兒在母體內呼吸），故稱為「胎息」，以達到心腦靜默，心息調融（類似瑜伽氣功）。練內呼吸的姿勢，採用三圓式、三合式或伏虎式站功方法即可。還可以採用晨用站立式，晚用端坐式，長期堅持練伏虎式功時，能體會到全身毛髮隨呼氣漲起，吸氣縮落，這稱為「毛髮如戟生鈎」。氣血鼓蕩能閫」使身體健壯，而又對腫瘤病人可起減輕症狀，益壽延年的作用。有潤膚健身和祛病的作用。

以上六種調息法，在站、坐、臥等不同姿勢中均可應用，根據學者的具體情況，可自行選擇進行鍛鍊。

附錄：　基本功的調息法

練功階段	名稱	姿勢	呼吸動作	意和氣	練功效果	練功天數
第一階段	深呼吸法	三圓式站樁	用口緩緩呼氣，齒微合，吸氣用鼻慢吸，目微閉或平視遠方一目標，肘橫擴胸，腿微曲，足與肩同寬，足尖向內。	全身放鬆，勿用力順氣，自然呼吸方法意想像如頂懸凌雲任意飄蕩。	胸懷暢快，食量增加，精神振作，肺活量加大。	15—30天
第二階段	沈呼吸法	三圓式站樁	呼氣時，唇微開，齒輕扣，用口出氣，舌守下腭，小腹鼓起，四肢放鬆，吸氣時，扣齒門口，用鼻吸氣，舌舔上腭，小腹收縮，同時足趾抓地，提肛，要求呼吸，悠緩細勻。	呼氣時心想「氣」由頭頂經胸部而降到丹田，吸氣時心想「氣」由丹田經肛門、椎尾、脊椎、頸項而達大腦，要形鬆意靜，用意引氣。	可治肺痛、胃腸病及心臟病、氣喘等症，還可有降血壓作用。	50—90天
第三階段	無聲調息法	三圓式站樁	呼氣時，肢體鬆弛，靜下沉，如「雁落」狀，吸氣時同2，肢體上引導，如「大雁起飛」。	呼氣時，心想「氣」由頭頂經胸部，丹田下沉至湧泉，（足心）吸氣時，氣從湧泉，上升經尾椎、脊椎、頸項而達大腦。	同上，並能健全神經系統功能。	50—100天
第四階段	腹式調息法	三圓式站樁	呼氣同上，小腹收縮，吸氣同上，小腹鼓起。	同上	能使內臟器官得到平衡，主治消化及呼吸器官疾病。	30—60天
第五階段	加強呼吸法	三圓式站樁	呼氣、吸氣均同2，呼吸時小腹部漲縮隨便，呼吸稍用力，並練習加深	呼氣時，氣由頭頂至丹田，吸氣時，氣由尾椎至腦部	對內臟起按摩作用	60—90天
第六階段	內呼吸法	三圓式或伏虎式	呼氣用鼻，氣要細長，綿綿不斷，不出聲，呼氣時扣齒，舌置下腭，小腹鼓起，吸氣時微扣齒，舌舔上腭，小腹收縮	吸氣時，氣由湧泉提至尾椎經脊椎到腦部。呼氣時，氣由頭頂至丹田經會陰至湧泉，練習伏虎式時，全身毛髮隨呼吸節奏起伏，並做到用「真息」呼吸法	練功程度高健康基礎牢固又能隨時隨地，應用氣功以祛病延年的作用	半年至一年

第五節　練功的調息要求問題

1. 要求自然調息，一般正常人呼吸是自然的，如果因為年老體弱及疾病或過度疲勞、恐懼、憤怒、悲哀、憂慮、焦急等影響，呼吸隨之異常。在臨床上，肺部腫瘤者呼氣長而吸氣短，謂之「陰盛」。也有人呼氣短有吸氣長，謂之「陽足」。

陰盛和陽足都是異常的表現，處理方法：可採用調息法進行糾正。通過練功要調理呼吸中的悠、緩、細、勻，使出入氣息長短相等，所以要求練功時有意識地採用順氣自然呼吸方法，真正達到練功基本要求那樣，悠悠自在，不煩不慮，緩緩進行，不急不餒，行氣細長，綿綿不斷，息息均勻，才能做到真正的順氣自然，在練功中，如呼吸就不易出偏差，能正確掌握，不產生副作用。

2. 要求呼吸強度，對於初練功者，調息不可急於求存，必須循序漸進，採用呼吸強度由小至大，只有練過無聲調息和腹式調息方法之後，才能要求增加強度，以增大鍛鍊呼吸器官，達到增強內臟引導全身。

3. 要求呼吸深長，練功時逐漸把呼吸變慢拉長，具體方法，可由每分鐘十八次變為九次、八次，甚至六次、四次。其要求一是將呼吸變細，二是將呼吸加深，長達於上下牙床之間，這樣有利於增加空氣出入的阻力，達到氣息細小的目的。用深吸、擴胸，便使呼吸加深，擴大肺活量，能增加氣體交換，起到促進身體的新陳代謝的作用。

4. 要求調息導引通三關，首先通過調息鍛鍊，使督任二脈勾通，即陰陽循環一小周天，對於久練氣功者會感到有一團熱氣匯聚丹田，下沉會陰，經肛門，隨意念把熱氣上行，通過尾閭、夾脊、玉枕叫做「通後三關」。熱氣再由百會、泥丸下至心房、黃庭，直達丹田、氣海，叫做「通前三關」。到了前後各關都通過以後，就能感覺體內氣息在循環運轉，此後再通全身關脈，指的是上臂至手指尖，下肢至匯入腳心，即陰陽循環一大周天。全身隨氣導引通達八脈，再通達節。此法練習，必須有師指導，看書不能練，以免出偏。

5. 要求氣血平衡，對初學者要遵守「順其自然」的原則，因為人的血運和呼吸本來是自然相互配合的，練功時要必須順水推舟，去加強它的流暢，故此，在練功過程中，不能擾亂，免生弊病，應以「依次漸進」體驗感覺，氣功練到一定階段氣血在體內運行，不但能自覺，還有聲外聞，即有人認為所謂「氣血鼓蕩能聞」。

我們體會是否與我們曾測到氣功外氣發出一種次聲波有一定關係，這由於氣功聲波作用而促使氣血協調作用。促進人體新陳代謝功能提高，血液循環更加旺盛，打開毛細血管通道，改善微循環，加強心、腦血氧供給，所以練功者不僅面色紅潤，有光澤，精力充沛，身體健壯，而且還能治療疾病，這就是長期堅持氣功鍛鍊的結果。

第六節　練功中注意的要點

此節條理分明，有四點治療方法。

一、掌握科學理論

必須請名師正確指導，初學氣功，應拜名師指導，這樣掌握要領快，少走彎路，如拜師不當，也可自學默練，但應注意如下幾點：

①認真細心閱讀氣功專業書籍，邊學邊練，樹立堅強信心。

②學習方法可採用先易後難，循序漸進，不可強求。順氣自然呼吸法，初練者務必過於用力，緩緩適度。

③堅持苦練氣功，邊練邊總結經驗教訓，不斷提高，功到自然成。

二、貴在堅持練功

勤學苦練貴在堅持，學習氣功，必須首先了解氣功的科學性，掌握氣功的科學理論和方法，練功必須循序漸進，慢慢實踐和體會。

經過氣功鍛鍊，能激發人體內部各種活動，以鍛鍊肌肉隨意伸縮，建立某些神經系統的條件反射，更好促進人體內部氣血，達到正常的循行，也能很好的掌握意守丹田，氣通關脈和行氣導引袪病養身等重要目標，才能學會氣功。同時氣功是從根本上、整體上健全身體治病的方法，所以，對於學習氣功不能急於求成。但是只要認真學習，長期堅持練功，將會對身心健康有很大的改變。

三、練功前、中、後

採用先易後難學習方法，氣功鍛鍊要分階段進行，學習要由淺入深，先簡後繁，才能正確掌握。練功時應注意三個階段。

1. 開始階段，先解大小便，再擇好一定姿勢，要意集形鬆，神安鎮靜，自然呼吸的原則。把呼吸出入引導順暢柔和，由粗而細，由短而長，能做到初級「養氣」的鍛鍊。

2. 過度階段，氣息調順適之後，就可按照第一階段開始進行，以意發動體內之氣的運行，此時可有打哈欠，熱氣流循環丹田處，同時感到胸部舒爽，體輕氣順，有時滿口津液，清甜潤喉，頭腦明朗，此階段是練功進入深體會的階段，初學者不要輕意過去，必須多加體驗，結合做好肢體外形動作，集中注意力，以意領氣在體內循環運行。

3. 用氣階段，在過渡階段之後，外形動作較熟悉，體內的氣經發動，達到「形鬆意靜」

的要求，可開始引導氣在體內運轉，以貫通全身，使其關節肌肉伸縮，血管擴張，增強新陳代謝，能使緊張肌肉放鬆，興奮煩躁變得鎮靜，只有運氣得法，可以增進人身健康，由弱變強，由衰變盛。

能使人感覺到全身處於輕鬆舒適狀態。由於呼吸的緩和柔順，微細深長，綿綿不斷，甚至似乎呼吸將要停止，而全身毛孔都在散氣，達到「氣通、熱通、前通、後通、全身通」五通的練功高級境地，當人體內氣充運時，能使全身感受心曠神怡，安恬舒適，無疾無憂。

四、以意領氣祛病法

氣功能健全中樞神經系統，增強和調節內臟機能。由整體上治療疾病，但要將氣運到患處局部以達到祛除疾病的目的。必須在練好基本功的基礎上積累了足夠的功力，然後才能夠以意領氣到局部去。可以採用下列方法：

1. 將雙手置於患處，微微按撫，同時進行調息方法，把氣引到患處，能使局部氣、血旺盛，祛病健體。

2. 以意引氣到手指上，以指代替針、點按摩患處，或運氣到手掌上，用以摩撫患處，還可以用捏拿、振、擦等方法，治療自己的疾病及治療別人的病痛，例如：筆者發功治療腫瘤和教病人練功。

3.健腦清醒法：領氣隨意指揮運動的患處，微微點動局部，可以加強導引行氣，如微微點動頭頸就可以引導氣上達大腦、柔摩太陽穴，就能使雙眼睛明亮，頭腦清醒。

4.運目內視法：兩眼閉合，讓眼珠在內隨自己意識轉動，但頭不轉動，只用意念眼暗示方法，跟隨心意氣進行活動，例如，用意念導引氣從心窩部下行丹田時，眼珠轉動內視由上至下轉，按此練法，氣的運行，愈見加速，則氣通病除，可主治眼病、肝病，有明目散肝濁氣的功能。

5.運用中醫的上病下治法，上半身有病，用心意引丹田法，如果不見緩解，可用意念引足三里法，能治上氣飽滿，兩脇脹痛，上熱下寒等疾病。

總之，採用心、意、氣相互配合，是氣功鍛鍊的基本重要的內容，不僅能改善全身情況，更能很好治療局部疾病。

五、練功要有規律性

練功者必須有一定的時間、地點、方法。它對治療和一般保健強身有很大的好處。比如腫瘤病人為了預防病灶復發和轉移，健身防老，都應將氣功與日常生活結合起來進行練功，每日可以早起睡前各練一次，也可以在下班以後，課間休息隨時隨地靈活進行練功活動，姿勢可站、坐、臥、行動等。時間可因人因病而定，但練功時的調息，入靜要求嚴格，要達到心平氣和，輕爽愉快目的。

氣功鍛鍊上的規律化，是在基本功已經熟練的基礎上進行，切不可把氣功庸俗化，雖不死搬硬套一些不切實際的清規戒律，但最基本的練功三要素即「調心、調勢、調息」，必須掌握並按基本規律進行修煉。

所謂的「心與意合、意與氣合，氣與形合」，也是練功基本要求和規律。

上述所強調的練功必須遵循規律性，它最主要是為了適應於早期腫瘤根治術後的患者，不僅能預防復發轉移，而且有助於養成良好的精神修養。對人或事頭腦清醒、態度溫和、胸懷寬廣、處事穩健。

氣功並不是孤立的鍛鍊養身法，而它是一種由局部與整體相結合的整體鍛鍊療法。它的作用抗制，即能調正氣血，又能影響臟腑；既能改善體質，也能影響人的精神情緒因素。

六、練功中不良反應及糾正方法

對初練功者，由於有些人因準備階段功夫不夠，急於求成，還由於方法不當強行呼吸，勢必將會出現一些不良反應。現將不良反應歸納如下，以便預防和糾正。

1. 練功時，有人感到心跳、脈數、連續不止，多因呼吸一鬆一緊，過於用力，練功時間過長，太疲勞所致，預防和糾正法：必須隨時調整呼吸，練功時間減少疲勞感。

2. 練站功時，有人感到久站頭暈眼花，腰腿酸痛或麻木。多因練功者身體較弱或姿勢僵硬所致，預防和糾正方法，減少站樁的時間，練功過程中可稍隔休息及活動肢體就會緩解。

3. 有人練功呼吸不勻，氣息不順，感到心煩意躁、坐立不安，出現睡眠與飲食欠佳的現象，多因調息不得法或練功時思想上有顧慮，精神不愉快而引起的，預防和糾正方法：可停止練功或進一步調整呼吸方法，再採用靜坐放鬆或散步等休息方法，即能消除異常現象。

4. 對於練功者出現皮膚發癢，如似蟲咬，心熱如火炙，手足發冷如水澆，兩肩酸軟沉重，四肢緊痛如針扎，頭部腰滿似昏迷，有時肺滯胸悶，有時呼吸浮泛不實，甚至嚴重可在產生種種幻覺、惡念，時苦時憂，時驚時恐，上述一些症狀，是由於練功者意念過重，精神情緒緊張所造成的，預防與糾正方法，可認真做好調整呼吸，調心意念，精神情緒不要太緊張，使上述現象消失。

5. 有時練功後出現飢餓感，還有腹脹痛等現象，多因腹式呼吸過猛，同時飯後未消化即行練功等原因，預防和糾正方法：練功後出現飢餓感，多因是練功和腹式呼吸的原因，所以相應調正練功方法，練功調息的方法，腹、脹痛的症狀可用自然腹式呼吸或輕輕用意摩腹，正反方向轉各三十六次，能自行消失。

6. 感冒時也可練功，可在室內採用靜坐為宜，或配合用雙手揉擦耳垂，至發熱（意念必須隨手揉擦）輕者能自癒，重者加練一些外功或配用散風解表藥物治療，婦女月經來臨，一般也可練功，如月經過多者，暫停幾日無妨礙，同時不要練站功。

7. 有人練功後，將出現腎虛，發生遺精，按中醫觀點，如體壯者夜夢精遺，屬精滿自流，如遺精後疲乏無力或次數頻繁等，預防與糾正方法，應用意念以提腎、提肛，並用兩手在尾椎骨處運氣按摩，或用外功點按腎俞、命門以外腎氣，可以達到調節控止遺精。

8. 有人練功急於求成，功夫初練，就想追求任督二脈相通，「熱氣團」、「順大小周天」運轉等等，生幻想，朝夕盼望，妙感來臨，如果造成胸腔肋骨及脊背脹痛等不良反應，預防和糾正方法：採用順乎自然，莫去追求。然而一旦全通，熱氣團自然隨意而來，必須順勢導引，不能抑制，運氣暢通則不發生偏差和其它疾病。

七、練功時應注意事項

練功者如果能注意和做到以下幾點，就可以預防產生偏差，也可克服和糾正不良反應。

1. 練功時必須要精神情緒愉快，思想要集中，全身放鬆，不過分追求通關、熱氣，遵循練功原則和三要素，正確掌握時間，循序漸進，自然氣行體健，功到病除。

2. 練功前，須先作一些動功如：拳和操的活動，以平和筋骨。然後再進行站功調氣，運氣時才能柔順，不致感到過度刺激而發生不良反應。

3. 練功時，不宜過飽或過飢，最好飲些熱量高的營養食物。以滋潤咽喉、濡潤肌膚，以助運氣生津。

4.練功地點：最適宜在花草樹木繁茂，空氣新鮮的地方。請不要在空氣污染，風塵飛揚，晨霧迷濛，雷電交加，暴雨傾盆，廢氣怪味，污水池旁等處練功。以預防影響調氣，容易驚動，損害其身體健康、出現偏差，必須引起重視的問題。

5.練功調氣切不要突然加深加長，應緩慢引短令長，不要把呼吸頻率次數忽然減少，造成胸悶氣短的不適症狀。

6.意守部位法，如意守丹田（臍下一・五至二公分），意守玄關，眉間天柱穴，此處有高血壓病史者慎練，意守湧泉，可以降低血壓作用，意守過程不應太強迫，則以順其意念，輕鬆意守，或是守非守為原則。

7.久練氣功者，必須掌握練功十要：要調理膳事；要節制飲食；要調整作息；要早寢早起；要調好身形；要因人而異；要調節氣息；要悠緩細勻；要調心定靜，要集中精神。十要必記牢，配合很重要，不斷要改進，永遠要修煉，久煉自成功。

總之，除上述外，練功後，還必須作一些肢體活動，以便平衡陰陽，內外兼練，協同共濟，提高療效，減少偏差，一般常用的有氣功經穴按摩、氣功經導引、搓足心、揉膝頂、按摩腹部、屈晒伸膝，轉頸抖手等，還可以練太極拳等活動，能有助於練功的增效方法，方可自行選擇。

第七節　如何選擇練功方法

下面將分別介紹幾種保健方法，都是行之有效的保健項目，腫瘤病人如何選擇一個最適宜於自己身體條件的練功項目，是首先應該考慮的重要問題，如果功法選擇合適，練功得法，必然就會收到很好的效果。那麼，如何選擇練功方法呢？

㈠根據自己體質和病情選擇練功方法

腫瘤病人平時體質強健，腫瘤早期作了根治術，對身體損傷不大者，可選擇運動量適合於自己的功法，選擇動功進行鍛鍊，如氣功八段錦、二十四季節氣功之類項目，如果體質較弱，腫瘤治療不徹底，病後恢復很難者，應選擇新氣功，吐納健身等功法，選其一種，由易至難，循序漸進，也將會收到良好效果。

㈡根據自己的練功基礎選擇練功方法

腫瘤病人如平時體質好，作了根治術後又不甚衰弱，自己對哪一種保健方法有興趣，就可以選擇哪一種，一定要認真堅持鍛鍊，才能見效果。如站樁功或吐納健身功曾學過的話，就可以作為選擇的功法。如果，自己喜歡氣功八段錦，新氣功之類的保健法，這兩種功法既容易掌握，又有相當運動量，可以選擇其中一種進行鍛鍊。

㈢根據自己的環境選擇練功方法

腫瘤病人在住院期間，如果因缺乏練功場地，可以選擇適合於自己的功法，如靜坐功、臥功、站功、真氣運行法或氣功按摩法，一旦病情穩定後，出院休養則可根據自己的情況體質、愛好、環境選擇練功方法，選擇地勢平坦、空氣新鮮、有花草樹木、一般為清靜的地方練功最佳環境，但還必須根據條件、環境，因人因地因病來選擇，不能勉強。

㈣根據季節和氣侯選擇練功方法

按照自然規律，季節有春夏秋冬之別，氣侯有寒熱溫涼之差，方位有東南西北不同。因此，腫瘤病人由於所處的地區、季節、氣侯不同，在選擇練功時也應該因病、因地、因時、因氣候而區別，如古人的二十四季節氣功法就是以「天人合一」為指導思想的練功方法，對腫瘤病人值得提出注意的是，無論選擇哪種功法，都必須適合自己的體內實際病情，既不高攀，也不強求。

如按其練功要求必須凌晨或拂曉到指定地點，按照規定的時間，強度的要求，所以對於腫瘤病人來說是應該遵守的。按古代練功認為：「心不誠，功不靈」之說。但是，對於腫瘤病人來要求，並不能千篇一律，急於求成。

腫瘤病人素日體質不同，病情不同，治療方法上也不同，預後效果也不同，所以必須「原則要求，靈活應用」，以避免意外情況發生，體質較弱的病人最好在氣功醫師指導下，由家屬陪同進行練功為宜。

㈤根據腫瘤部位選擇練功方法

根據腫瘤所在部位，要動靜結合地選擇練功方法，比如乳腺癌根治術後，腋下淋巴癌術後等，往往出現同側上肢腫脹、血運受阻、功能障礙，應選擇能增加上肢運動，為使其患者運動增強，促進血液循環，可選擇氣功八段錦、吐納健身功、新氣功等方法，目的是增大換氣量，改善全身狀況，達到恢復健康。

乳腺癌病人應選擇的動靜結合的氣功，肺癌病人應選擇靜動結合的氣功要使自己在練功中，體會到「動中有靜，靜中有動」是動非動，是靜非靜的狀態，這種動靜相依的方法，是氣功療法的基本特點。

第三章

氣功治癌的機理及物理效應

氣功治療癌症目前還是在探索中，這主要是對氣功治癌的機理尚不能認識，同時對癌症的認識也還不夠徹底。

當前人類對癌症的治療方式，主要是採用手術切除腫瘤、放射線的電離殺傷、化學藥物的直接殺滅癌細胞來治癒癌症，這些無疑是採用治標，而不是治本的方法，所以一些癌症治療後，難免又復發和轉移，因此美國學者報導過有百分之五十的癌症患者可以治癒。

醫學界人士也認為，對疾病是三分治療，七分休養或七分護理，而現代人類所採用綜合治療癌症的方法，是不可缺少的。

確實在一定程度上可使一些癌症患者獲得治療或好轉，特別是早期癌症患者的治癒是相當高的，如乳腺癌、子宮頸癌、絨癌等治癒可達百分之九十至百分之百，也是採用綜合治療和中醫中藥、精神心理學、營養療法、醫療體育等，在現代醫療體育康復中，氣功療法占有很重要的地位，我們在最近幾年的臨床工作中，觀察到一些癌症患者在綜合治療的同時，認真積極配合氣功鍛鍊，主要是採用郭林新氣功，吐納健身功，真氣運行法、靜功等進行鍛鍊，對於癌症患者都獲得了不同程度的療效，延長患者的生存期，提高了生存的質量。

據梅氏報導：有一患者，於一九七六年初在貴院診斷鼻咽癌，作了放療，後能上班工作了。隨防至二年後複查發現鼻咽部又有新生物，經病理檢查證實為鼻咽癌復發，再度給予放療後，至一九八〇年春，患者出現神志異常，說話不清，行動上不能自控，嚴重時生活不能自理等，最後診為腦軟化，放射性神經炎，復發轉移不能排除，西醫對此尚無有效治療方法，僅服用大量的維生素，加強營養維持生命。

於是患者參加氣功鍛鍊，經過六個月的氣功鍛鍊，使神志清楚，生活自理，體重增加，查體一切正常，重返工作至今三年仍能堅持上班，這說明氣功給予了他第二次生命，至於他治療機理如何論述呢？用現代醫學分析，是否與他練氣功吸進大量的氧氣，促進了精神的恢復，也符合高壓氧治療精神系統疾病的道理，為了進一步探索氣功治療癌症的機理，現從以下幾個方面論述。

一、氣功治癌的臨床效應

據目前國際醫界的研究認為：導致癌症發生的原因很多，而什麼是主要致癌原因尚未弄清，而且各抒其見，但是，很多研究證明，缺氧是致癌的很重要原因之一，由於癌的不斷發展、惡化，以致使患者死亡，很重要的原因是缺氧。

根據這一觀點，在各家氣功治療方法中都很注重強調練功的基本要素，根據癌症患者的病情、體力等具體狀況，採用以順氣自然的呼吸方法，其目的是使癌症患者在練功過程中吸入大量新鮮空氣及氧氣。因為大家已認識到空氣中的大量離子能刺激機體的呼吸循環，使造血功能增強，通過練功呼吸調節體內影響生理功能的廢氣和二氧化碳可以大量排出體外，又大量地吸收新鮮空氣促進人體新陳代謝，進而也提高患者的自身免疫力。

據有學者研究，把患癌的老鼠身上的癌細胞移入無癌細胞的鼠身上，有些老鼠因而導致死亡，但有些鼠未發生任何癌變。這充分說明免疫細胞在某些動物身上是發生作用的。

由此可見，癌症患者通過氣功鍛鍊，大量吸入新鮮空氣，增強免疫力，促使免疫細胞向癌細胞進行大量殺傷和消滅癌細胞起著重大作用。

近年來，我們在臨床中觀察到，一些癌症患者，他們通過堅持各種氣功療法的鍛鍊，一致體會認為，凡是堅持刻苦的練功，就能獲得以下幾點好處：

(1)、改善不良反應，癌症患者在採用綜合治療過程中，一般都要發生食慾不振、噁心嘔吐失眠、面色蒼白、全身倦怠、精神萎靡、體重下降、血小板數目減少等一系列惡病質。這些症狀會成為癌症患者日漸衰弱，抵抗力減低，妨礙繼續治療甚至不能戰勝癌症的一個重要原因，為了改善不良反應，對患者應配合氣功鍛鍊，都能較快、較明顯地改善這些症狀，將感覺到吃得香，睡得好，白細胞、血小板增加，臉色變紅，四肢有力，體重增加，精神振奮等現象，從而使患者能夠順利完成化療或放療的治療，取得良好的效果。

(2)、延長生命，據健康資料報導，最近調查統計發現數十種常見的癌症五年生存率（這是衡量癌症治癒的醫學界限）已超過百分之五十，子宮頸癌五年生存率已從百分之七十五上升到百分之八十四，早期胃癌通過胃鏡檢查及時手術和氣功治療，幾乎百分之九十以上可以存活，由於我國特有的氣功療法，只有長期有效地堅持練功和配合綜合治療，可大大地延長生命。

⑶、明確好轉，繼續上班。據本書第五章已介紹數種癌症的典型病人都能上班，更主要原因是他們大多數精神上都遭受到一些嚴重打擊，心情不暢、生活上不樂觀等。就會出現改變人體內生理功能，腫瘤有時也會出現異常變化。曾對其發病原因，應採用氣功療法進行調節，不受任何刺激，這是一個很重要的心理學作用，也是有一定道理的。

綜上所述，應重視到氣功免疫在無聲無息地向癌症圍攻，並起到一定的治療作用，腫瘤縮小或消失就是氣功免疫的圍攻治療的成功。癌症不治自癒並非無一定的物質基礎，隨著免疫學的發展，對腫瘤生物學的進一步探索，發現胸腺是生產免疫物質的重要器官之一，調節和控制著身體的免疫反應。

近年來發現胸腺產生的T細胞、N細胞、NK細胞對癌細胞有細胞毒素作用。即指是對癌細胞有殺傷吞噬功能，並對腫瘤的發生發展具有免疫監視作用，當胸腺產生的胸腺素不足時，也將可能會引起惡性腫瘤，如無毛裸鼠沒有胸腺，就沒有T細胞、胸腺素等。

因此人或別的動物身上的癌細胞就極易在抗體上「安家落戶」據有人工轉腫癌瘤，這是最能說明免疫與癌症的因果關係的了，但是在氣功狀態下，免疫功能是否在加強呢？據梅氏報導，通過對二十例癌症患者，在放療同時配合氣功鍛鍊的臨床觀察，這些患者都能較順利地完成治療過程，對消化道症狀也大為改善，如噁心、嘔吐減少，食慾增加，體重漸恢復，長期堅持氣功鍛鍊，從不放鬆，所以必須取得滿意效果。

二、氣功治癌的免疫效應

近年來國內外學者研究探索有關免疫學的理論和技術進展十分迅速，不少動物實驗證明，採用動物腫瘤都可用免疫學的方法來診斷治療和預防，人體腫瘤也有類似效應。

(1)、多年來發現一些經病理學證實為癌症的患者，尚未經過任何治療，觀察一定時間以後腫瘤確消失了，病理檢查再也找不到癌細胞。據資料統計，這種尚不經任何治療而自癒的癌症病人達萬分之一例。但通過調查都練過氣功或作過氣功治療。

(2)、有學者對癌症病人的血液檢查時，發現百分之六十的癌症病人血液中有癌細胞，紅發現遠外轉移的仍然是極少數，他們中多數仍可健康地生存多年。

(3)、當一位患者某一種器官有癌腫，又發現有轉移到別的器官，後將原發癌腫切除後，其轉移的癌瘤就自然消退。如絨癌、甲狀腺癌等常有這樣的反應。此外據說：一位惡性黑色素瘤的病員，他自己的腫瘤自行消退後，把他的血輸給另一位惡性黑色素瘤患者，這些病人的腫瘤也完全消退了。

(4)、在過去的屍體解剖中，也常發現非癌症死亡的病人體內仍有消退的癌症病灶存在，而生前並未因癌症而產生症狀，這將提示癌症有不治自癒的可能性。

(5)、大量資料證明癌細胞是內外致癌因素的作用下，比如情緒低落生活緊張能造成免疫功能的低下，同時改變各種荷爾蒙分泌皮膚電阻的低下，這些現象都有許多報導。據我們臨床上觀察發現癌症病人在發病前白細胞下降也不明顯。此項實踐和研究，我們正在應用於臨床觀察，也尚有同樣的效應。

據國內外學者共同攻克癌症治療的前景分析，人們已認識到在治癌研究和臨床觀察中，必須把治標與治本二者結合起來，中醫中藥、氣功是治療癌症的法寶，它是我國特有的傳統醫療練功保健方法之一。隨著科學的進展，人們認識和改造自然也在不斷提高，對氣功健身治病作用機理也將進一步揭示出來。

三、氣功治癌的生物效應

衆所周知，很多學者已對氣功治癌的生物效應進行過一些科學研究和學術理論的探討。我們今天只就它在治癌的作用上進行淺述，供學者同行參考。氣功治癌的生物效應，除採用物理研究方法進行外，據陳濟之報導，在美國加州大學教授凌雲士曾利用「克里安照相術」通過攝相研究生物電，已觀察到從氣功師手部（包括人體其它部位）發出物體，顯示出光環，光環的顏色、亮度和寬度，是否證實與機體的精神和健康狀況有密切關係。

由於科學發展，科學家們能通過攝相的方法，可使「氣」自然顯示出來並證實是客觀的生物效應，將更好揭示氣功治癌的生物效應在健身治病方面的具大作用。

中國醫學認為，氣是維持人體生命活動的根本物質，所以人們健康長壽根本在於運動。而現代學者認為，氣功鍛鍊或其它體育鍛鍊能產生生物電，氣功之氣比電更玄妙，更是看不見，摸不著，但電能發光，這是人的肉眼能看到，也是很熟悉的。生命活動主要是靠體內「氣」（即人體元氣，真氣等），美國學者魏博士已拍攝顯示氣功發放出能量一光環。他是對人類研究氣功的一大貢獻，從而也證實發光是生命科學的象徵。

近年來我院在黃美光教授指導下，與兄弟單位進行氣功外氣效應的探索，已初步測得氣功外氣內含有紅外、次聲波、磁場等效應。在紅外熱像上顯示也尚有白光環光點等。

總之，氣功運氣的科學研究，將證明人類可以通過氣功鍛鍊，而增強和發展人體有意識的自控調節力。

練氣功所產生的生物電，有助於消除腫瘤。氣功狀態下產生的生物電磁場作用為氣功治癌提出科學依據。目前已在氣功師發放的能量中測出電磁波、次聲波、靜電、晶體等物理效應。據梅磊教授曾研究證明，氣功狀態下對腦電波有明顯改善和加強作用。又如北京體院中心試驗室周主任曾測試氣功師在練功時的肢體血流圖有明顯改善。這些都證實氣功狀態強化了生物電磁現象，也是氣功狀態下對人體生命活動起到維持協調作用。

據美國德克薩斯大學癌症研究中心安德生醫院雷久南（Chin-Nailai）女士曾對中國氣功治療癌症進行了論述，她認為，腫瘤的生物電不同於正常細胞組織。又發現了腫瘤的電位總比正常低。如肺癌、癌的部分是負電位，像個電池一樣，這電位的差別可以解釋它能爭取營養，不停的生長。在文獻上有報導，如果用正電或磁場（Magnetifield）治療可以消除腫瘤（指在動物身上的試驗）。通過大量實驗證明，堅持氣功鍛鍊的人能放出一種磁或靜電，而這又說明氣功能治癌，是有一定科學依據的。

四、氣功治癌的鎮痛效應

關於氣功的鎮痛效應，從科學到臨床實踐，已有學者報導。即採用自我練氣功或發放外氣功都具有一定的鎮痛作用。上海的林厚省同志，是位首創氣功麻醉的氣功師。他是在氣功師運氣的基礎上，以身體某特定部位發放外氣，輸入病人的某穴位，不用任何麻醉藥，不用針刺，使患者在手術中或癌症患者疼痛時達到麻醉、鎮靜、止痛作用。

㈠氣功鎮痛的特點：

目前癌症治癒率是百分之四十至百分之五十，也就是說有百分之五十至百分之六十的癌症病人要進入晚期，他們中間大多數人會遭受很大疼痛的折磨，如何緩解癌症疼痛，減輕病人的疾患，這是當今世界和患者都十分重視和關心的大問題。

1. 疼痛是癌症的最大難點，疼痛本應是人體的一種生存功能，當機體受到傷害或發生疾病時，由此引起的疼痛將會使病人產生警覺。並採取相應的治療，能夠積極防治體內器官和組織繼續損害。我們就癌症的疼痛與一般疼痛有很大特點：

(1)憂鬱症：指多數癌症患者從醫生或親友的神態語言中猜到自己患了癌症，形成較大的思想上憂鬱和精神心理上的壓力。

(2)失去信心：病情到了晚期，對生命的威脅愈來愈大，病人對治癒癌症也就失去信心，這就造成病人經常處於驚恐、悲觀和過於敏感的精神狀態。在這些精神影響和心理壓力下，病人經常因受不良刺激很容易引起疼痛和不適，或者使原有的疼痛加重。這種反應稱為疼痛閾值下降。其次癌症疼痛往往是持續性的，使病人的食慾下降、心情壓抑、情緒不穩定、妨礙睡眠，由於這些痛苦都直接影響病人的生命。

2. 氣功鎮痛的科學研究。作者曾對氣功鎮痛進行了臨床實踐，其作用是延緩病人的壽命，緩解癌症的疼痛。國內已有學者進行氣功外氣鎮痛研究。據王極盛先生報導的氣功鎮痛研究，從而證實了氣功外氣有顯著的全身性鎮痛效應。曾以二十九例病人進行了鎮痛研究，發外氣作用使受試者上肢、胸部、下肢的測痛點的痛閾值都顯著升高。

如二十九例患者中上肢發功前的痛閾平均數爲一一九・六五克，發功十分鐘時的痛閾平均數爲一六九・六五克，痛閾升高百分之四一・七八。胸部發功前痛閾平均數為九〇・六七克，發功十分鐘為一三八・二八克，痛閾升高百分之五二・四七。下肢發功前痛閾平均為一二三・一〇克。發功十分鐘時為一七二・七五克，痛閾升高百分之四〇・三三，經統計認為，痛點部位都達到了非常顯著的水平。因此，也證實了氣功具有全身性鎮痛特點。

王極盛先生還對鎮痛後效應進行發功結束後十分鐘的測痛觀察，結果表明，三個部位的測痛點，發功停止十分鐘後，痛閾比發功前顯著地提高。它證實在發外功停止後所激發的人體抗痛能力仍然維持一定時間。即氣功鎮痛具有後期效應的特點。

以上氣功鎮痛作用提示我們，既然氣功能對 ca 痛起到止痛作用。說明氣功之「氣」對 ca 也有控制和治療作用。

㈡氣功鎮痛機理探討：

我們認為，氣功能夠鎮痛，關鍵在於發功者，氣功師體內發放出一定的信息能量，再作用病人特定的部位或穴位，方能產生很好的鎮痛的效應。凡練功有素的氣功師都不同程度測出一定的氣功信息能量。我院於一九八二年就與電子工業部共同研究探測到紅外信息、次聲波及磁場、靜電等。此外，據最近已有報導，也初步探測了外氣的分子水平，這些科學的研究成功，進一步證實氣功的物質性。

近年來海軍總醫院馮理達副院長的氣功科研，所開展的一些離體試驗，氣功對子宮頸癌、胃癌細胞的殺傷作用。這些試驗研究證明，氣功師在不接觸患者身體，「發放外氣」作用於病人的某些穴位上，能使病人感到酸麻、脹、涼、熱、沉重等感覺。我們在臨床上，如有些神經官能症或練功出偏病人，由於情緒躁動或行走的不順，通過發功治療後病人能立即安定下來，對癌症病人晚期後的疼痛及各種不同原因引起疼痛，通過發功治療後病人立即能鎮靜，使患者疼痛緩解，減少病人痛苦，這說明外氣功有一定的鎮痛效應。

㈢臨床鎮痛實踐：

近幾年來將氣功應用於臨床實踐，發放外氣有很奇妙的止痛作用。它不用打針，不用吃藥，手法方便，患者無痛苦，病人很易接受。目前正繼續將外功運用於治病，在臨床實踐中

1. 辨病施功。根據臨床觀察，外氣治療對胃腸功能紊亂，神經性頭痛，外傷性疼痛、牙痛、痛經及多種痛症和癌症引起的疼痛等，可收到明顯止痛效果。

我們根據上述臨床實踐證實，氣功確實有一定的鎮痛作用。根據中醫「痛者不通，通則不痛」的理論，對癌症的發生多與某種因素引起的經絡閉塞，氣血痺阻和經氣不足有關，而氣功外氣可直接作用於人體，疏通經絡、消除鬱滯，使氣血通暢，從而達到止痛的作用。此外，外氣亦可調節患者的內氣，促進真氣在經絡中的運行，真氣通，則百病消，常在治療中使患者有觸電感或周身氣串感，這種感覺是一種客觀現象和受功反應。

2. 在氣功臨床應用上，將氣功外氣應用於臨床，對其適應症的選擇上，我們觀察到外氣功對不同原因引起的疼痛如胃痛、腹痛、頭痛、外傷性疼痛、牙痛、痛經及癌症性疼痛等

。也有止痛鎮靜作用。在探討外氣止痛的臨床實踐中，我們採用的治療原則是，疏通經絡，加速氣血運行。驅散病氣，排出濁氣，調補五臟六腑和正常生理功能，維持機體，穩定和相對平衡的原則。

治療方法是：根據發外功止痛手法較多，由於傷情不同，患者的部位不同，一般歸結三種氣功治療方法如下：⑴氣功導引法；⑵氣功點穴法；⑶氣功按摩法。

⑴氣功導引法：顧名思義，「導」稱為導氣血；「引」是指引通經絡的意思，導引是古代中醫用來治病養身的一種方法。皇帝《內經》治法方宣論的一章中，曾說及導引治法「即」以意引氣，以氣練身，意氣同練的方法，故此所謂以意引氣，以氣行血，意、氣、血幾者同行就是稱為氣功導引方法。在此基礎上，氣功師必須將丹田之氣運行於操作之手，再作用於患者某治療的經穴或部位。

一般我們採用整體治療方法，強調全身導引和局部導引治療緊密結合的整體觀點。又稱為強其全身，攻其一點的氣功治療方法。在治療操作時，開始從百會（頭頂部）穴開始導引至頸、兩肩、上肢、手部；胸腹部、下肢等方法（包括經穴）。這叫強其全身。然後再運氣作用於病灶局部導引法，這是攻其一點，最後達到辨證論治，收到治療效果。

⑵氣功點穴法：主要對病人採用全身經絡有關點穴治療方法，並配用局部穴位治療操作方法同氣功導引法，但主要是強調氣功師能將氣運行於手指或掌，然後進行辨證點穴治療。

⑶氣功按摩法：也是指氣功師使丹田之氣運行於操作之手與按摩相結合的方法，進行氣功按摩治療，其治療操作方法與氣功導引、氣功點穴法基本相同。

㈣臨床氣功鎮痛小結：

近幾年來我們對氣功鎮痛治療用於臨床觀察。目前治療三十例不同原因引起的疼痛患者，取得良好效果，患者中男性十五例，女性十五例，病程發病一般在三天至一年以上，療前軟組織傷疼痛十五例，神精性痛一例，炎症疼痛十一例，腫瘤引起疼痛者三例，經外氣功點穴治療後顯效者（疼痛緩解）十八例，有效者（指疼痛減輕）十二例；三十例患者都達到了鎮痛效果。精神狀態得到改善，飲食睡眠都得到好轉。其典型病例介紹如下：

⑴患者，李××，人民大學副校長，教授。六十六歲，因患胃癌晚期轉移，骶骼部疼痛難忍，長期靠進口止痛藥鎮痛，後來在所有鎮痛藥都無效情況下，病人因疼痛影響飲食和睡眠，後經進行外氣功治療，患者能立即緩解疼痛，飲食和睡眠大大改善。每次行外功治療，患者自覺全身舒適，患處疼痛緩解。

⑵王××，男，四十七歲，解放軍總醫院研究員，於一九八六年二月二十日，因胸背部大手術後，引起兩肩部肌肉疼痛，作理療一個月未能緩解，經行外功點穴治療五次疼痛緩解，八次後疼痛症狀消失，失眠改善。

⑶沈××，女，六十二歲，解放軍總醫院主任，主訴左腳趾疼痛，陣發性的疼痛難忍，

行走困難，診斷末梢神經炎，於一九八六年十一月二十二日行外功點穴治療，三次疼痛緩解，五次疼痛消失。

(4)張××，女，四十四歲，香港九龍尖沙嘴東部電腦公司經理，因甲狀腺瘤，於一九八六年八月六日在三〇一醫院外科手術，術後第二天開始行外功治療，傷口疼痛緩解，連續五次氣功治療後傷口癒合很快，病人吃飯睡眠都改善，這位張女士出院時非常感謝。

綜上所述，關於氣功治癌的鎮痛效應，從治療機理、治療作用、治療效果，還有待進一步科學研究和進行臨床實踐，去探索氣功治癌鎮痛的新途徑。

五、氣功治癌的催眠效應

癌症病人採用氣功療法，一般我們所採用辨證選擇，因人因身體、病情選擇，運用氣功催眠療法。

(一)、外功與內功相結合方法：

氣功師發放「外氣」對癌症病人治療，所達到催眠效應（即氣功師用手部採取超距發功治療方法）能使癌症患者很快進入安靜狀態，繼而疼痛緩解，達到催眠作用。而且氣功師必須本身練功，也具有改善睡眠作用。一些失眠的癌症患者通過自我練功，能很快改善失眠。凡久練氣功者，都具有一致體會，練功後的最佳效應之一，就是幫助睡眠，容易入睡、夢少。

我們在臨床實踐中，無論是採用氣功外氣治療（即氣功師發放「外氣」給癌症病人治療催眠的方法），還是自我練功療法（即自我練功進行保健強身的方法）都有很好的催眠效應。

㈡、氣功催眠作用機理與現代科學研究：

關於氣功催眠的作用機理如何，它與普通催眠方法的作用又有何區別，尚須進一步研究。一般認為，普通的催眠方法屬於一種低頻振動的刺激，而使人容易入睡。例如，當人們在美而有節奏的音樂環境裡，或在有節奏的海浪澎湃聲中或海風吹，或在有節奏的鐘聲的夜晚，都很容易入睡。這些催眠作用可能與低頻振動刺激有關。在臨床實踐中體會到，氣功療法與氣功「催眠術」基本上是一致的。如果進一步論證這觀點，還需進一步研究。從氣功狀態腦電圖的變化有著實質性差別。

氣功狀態的生理生化變化也與睡眠狀態有所不同。這就是說氣功的催眠機理是一個較複雜的問題，不單是低頻振動刺激的效果。是否與心理內分泌和體液調節有關，或其它更奧妙的作用機理呢！尚待今後學者進一步研究的課題。

據有學者認爲，應用催眠術所產生的催眠狀態與普通的自然睡眠狀態不同。對於普通的睡眠狀態時，大腦的興奮轉入抑制，而在催眠狀態時，在大腦中仍保留一個「興奮點」，這個「興奮點」就是只能聽到術者語言「暗示」的聽覺中樞，在人處於氣功狀態時，在大腦中亦有一個「興奮點」即通常所指的是，練功中的「意守點」。總之，我們體會，催眠狀態與自然睡眠狀態不同，但與氣功狀態基本相同。

關於氣功催眠的物質基礎，我們認為，首先是在氣功低頻振動刺激下是具備催眠條件的，產生催眠誘導肽，才是催眠的物質基礎。此外，氣功催眠可能是通過練氣功過程中所產生的低頻信息作用於丘腦後，而睡眠是促進腦皮層肽分泌。在練功過程中，a波轉向額區，前邊已提出了低頻振動信息作用於丘腦，θ 波的出現，又間接地說明了睡眠誘導肽產生。這可能就是氣功催眠作用機理。

㈢、氣功催眠的臨床應用：

在氣功臨床實驗中，氣功催眠可對癌症病人有一定的治療作用，它的催眠效應，再於可使病人的中樞神經系統處於保護性的抑制狀態。從而能提高人體的抗癌能力，延緩癌瘤的生長，達到治療和健身的效果。

在治療方法上，一般癌症病人我們所採用氣功導引和自我練功方法進行，導引運氣是有助於患者的機體代謝。以調補和增強內氣。自我練功是讓患者進行自我身心鍛鍊，以增補體內之氣（真氣），達到強身健體作用。一般採用全身導引與局部調補並配合一些主穴的運氣點穴療法，以袪病氣，提高患者體內免疫能力，即增強抗癌作用。

㈣、氣功治療失眠病例小結：

近年來用氣功點穴治療失眠病人三十例，取得良好效果。患者中男性二十二名，女性八名，年齡在二十五至七十二歲之間，病程最短的二年、最長的二十七年，療前均有失眠，每晚睡眠二至三小時者十九例，睡眠四至五小時者十一例，治療後睡眠五至六小時者十四例，睡眠六至七小時者十六例。療前重度頭痛者六例，中度頭痛者十例，輕度頭痛者十四例，療後頭痛消失者二十例，明顯減輕者八例，無變化者二例。

此外，經過治療所有患者食慾普遍增進，體力明顯增強，精神狀態得到改善。進行三個月至半年的療後隨訪，三十例中有療效鞏固，只有二例某些症狀有些反覆，又加一個療程（十二次）症狀即消失。

典型病例：患者張××，女性，六十四歲，退休高幹，失眠已二十七年，曾在許多醫院檢查，診斷為神經官能症。失眠，每夜睡眠不滿二小時，長期靠服安眠藥，偶可入睡二至三小時，嚴重時持續一星期通宿不睡。由於長期神經衰弱，精神情緒上有些急躁，平時一人不能外出行走。經過外氣點穴治療二十次後，患者首先是自己一人可外出行走。並去外地療養，睡眠時間延長到六至七小時，精神情緒較前平穩，食慾也有改善，進行一年的療後隨訪，病人病情很穩定。

綜前所述，關於氣功治療神經衰弱的臨床效應，還有待進一步實踐和摸索，總結氣功的臨床實踐經驗。

第四章
腫瘤病人的練功方法

我們在用氣功治療腫瘤的臨床實踐中，發現有些功法對腫瘤有一定的效果，並綜合各家氣功的特點，現初步整理腫瘤病人的練功方法，供讀者研究參考。

第一節　新氣功練功法

在中國古典氣功療法的基礎上，北京郭老師對導引行法進行了改革，創造了一套新的氣功練功方法。新氣功練功氣是含著意念導引、勢子導引、調息導引、吐音導引的綜合導引方法。新氣功是一種動靜結合的功法。由於它靜中有動，動中有靜，要領「圓」、「軟」、「遠」，又把意念導引，勢子導引和呼吸導引結合進行，能使大腦皮層處於保護性抑制狀態，調整中樞神經系統、協調陰陽、疏通經絡、活動氣血、促進新陳代謝、增強免疫力。所以它是一種適宜各個年齡組的人進行鍛鍊的功法。但必須根據自己的體力、病情狀況選擇鍛鍊，方能達到防病抗衰的治療效果。

新氣功對於防治高血壓、心臟病、高燒、低燒、關節炎、扁桃體腺炎等病症有較好療效，對於防治各種癌症、紅斑性狼瘡、糖尿病、胃下垂、青光眼，硬皮病、神經官能症等有一定效果。對於腫瘤病人，在配合手術、放射和藥物治療時，對鞏固療效，增強免疫功能，改善機體抵抗力，恢復健康是有益的。

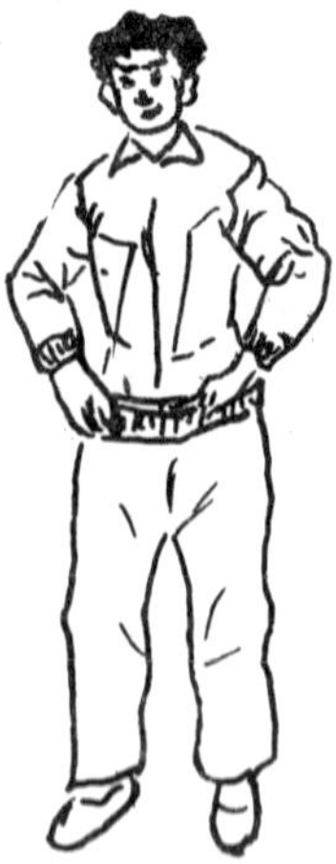

圖1

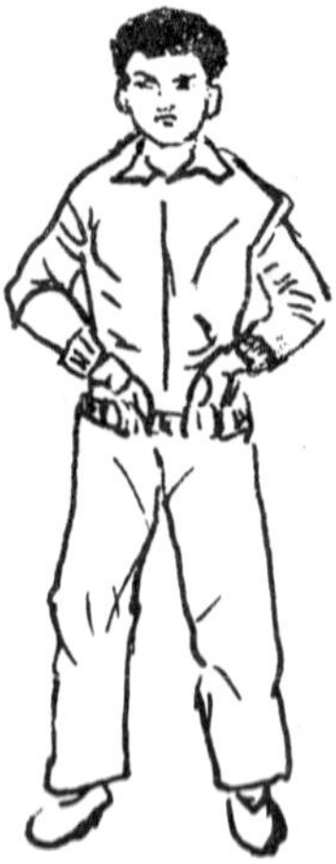

圖2

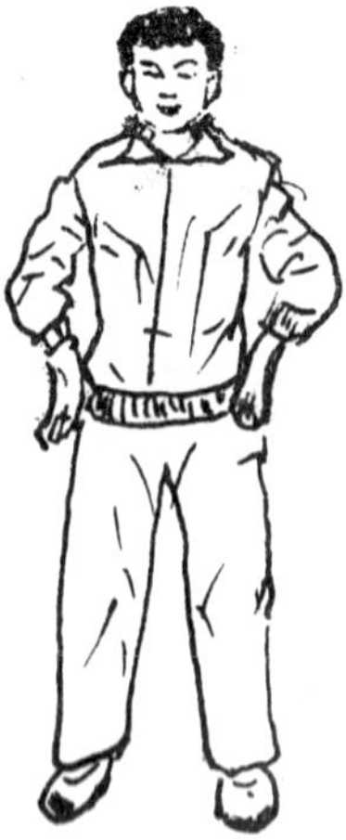

圖3

新氣功在防病抗癌方面，與其它氣功相比，有一定的優越性。因為它是姿勢多樣，方法靈活，動靜相結合的氣功，比較容易接受和推行，適於集體練功，現將防癌基礎功加以介紹。

一、防癌預備功

新氣功要求以鬆靜站樁功能，兩手微曲，雙目輕閉、舌抵上腭、百會朝天、垂肩墜肘、含胸拔背、收腹鬆腰、心神安靜、意守丹田（見圖1）。

在呼吸時要求先用口呼，後用鼻吸，先呼後吸為補，適於體弱或年老者練功；先吸後呼為瀉，適於年輕人或實症患者。呼吸時要做到輕輕地、緩緩地、長長地、深深地，同時要自然鬆腰、鬆胯、鬆膝，使身體慢慢地平靜下來。

呼吸調勻之後，再做到丹田三開合，即雙手向兩側慢慢地分開，開始兩手手背相對，手指併攏，

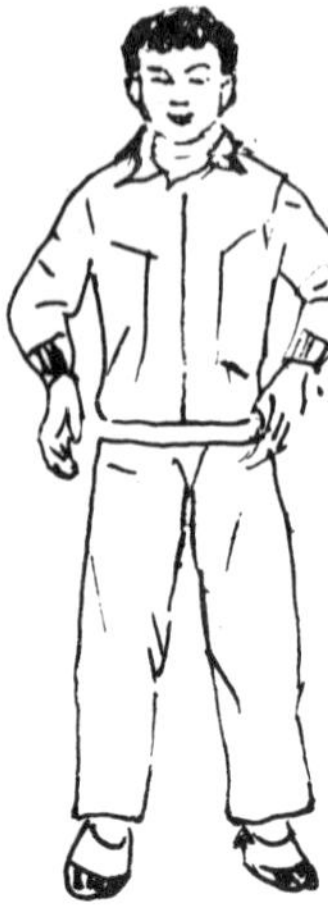

圖4

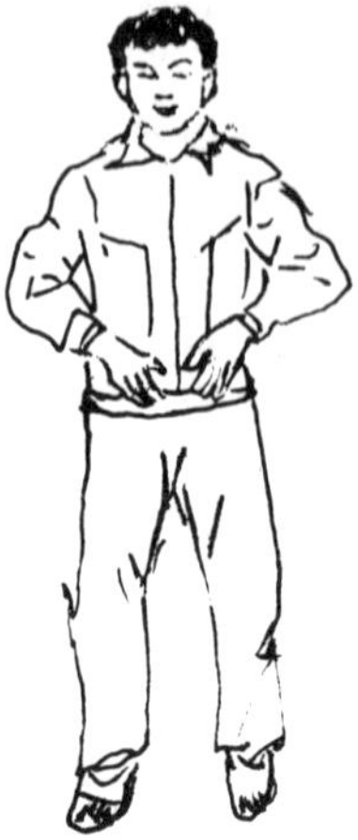

圖5

開的寬度略寬於自己的身體（見圖2和圖3），開後，反手使手心相對，雙手慢慢地向腹前中丹田處聚攏，聚到手相觸時，要反手，使手背相對，做第二個開合（見圖4和圖5）。如此反覆做三次，這叫做中丹田三開合。在預備、收功以及變換功法時，都應有此動作。

二、初級功

1. 定步風呼吸法　定步行功屬於正功法。鼻吸口呼，帶氣息聲音，呼吸短促，配合肢體活動。將兩手放於身體兩側，然後將身體重心移向右腳，把左腳放鬆，將兩腳向前邁出一步，腳跟著地，腳尖蹺起，腰胯放鬆

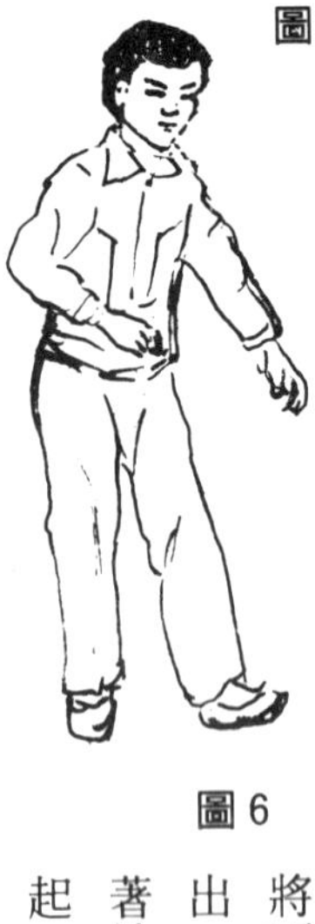

圖6

，屈右腿，左腳落實平站，兩腿膝關節都要放鬆，同時鬆腰、頭、頸、身軀都稍向左側轉，身軀略微前傾，自然收小腹，右手鬆軟地擺至中丹田前，但不要貼著身子，距離中丹田前方約十公分左右。左手輕鬆地擺在左胯之外下方，雙方擺動時，肩、肘、腕都要自然放鬆，微曲、不要發僵發直。在肢體擺動的同時，配合著做兩吸一呼的呼吸動作。此動作要左右腳交替進行，姿勢見圖6。

2. 升降開合鬆靜功　升式是在丹田三開合基礎上兩手在腹前時（見圖7），再將兩手沿前正中線即任脈，緩緩向上提升，手心向上，身子稍往前移，重心放在前腳上（見圖8），後腳跟提起，當雙手提到膻中時，手心相對上升到印堂穴（即上丹田）時，然後兩手心向外，準備開式（見圖9）。即雙手在印堂穴向外推開直到雙手開到略寬於雙肩為止（見圖10）。隨著手做開式，上身向後傾身體

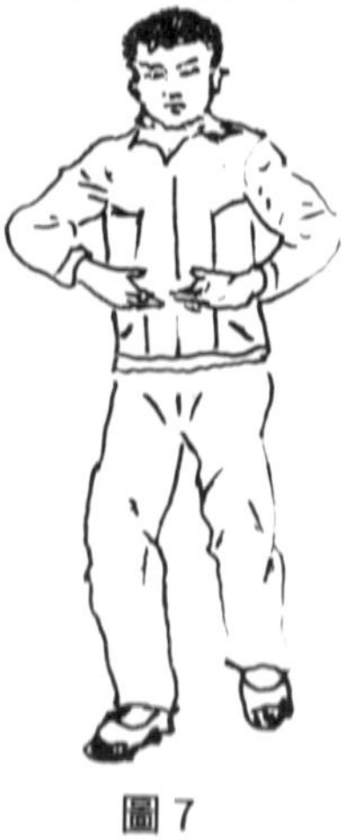

圖7

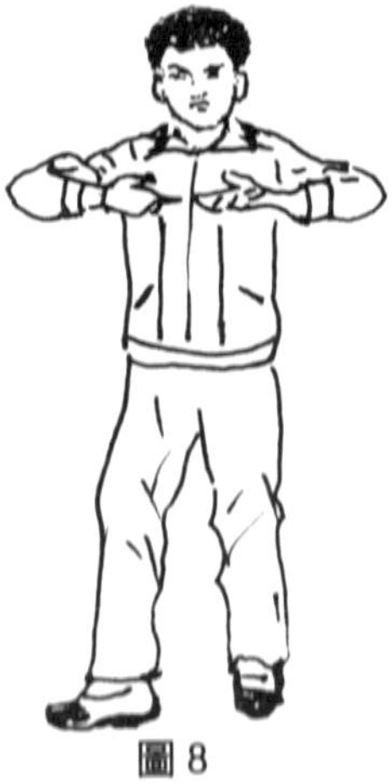

圖8

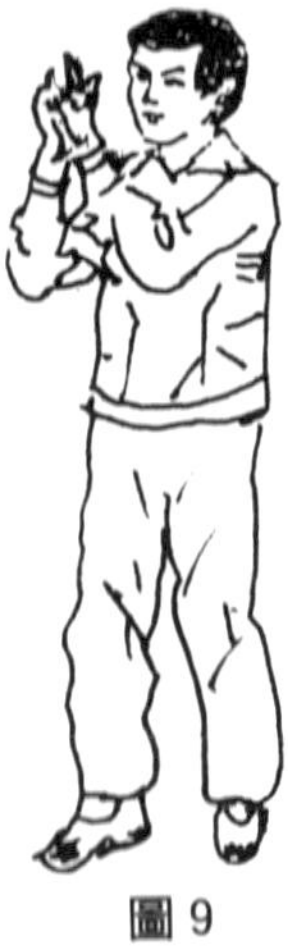

圖9

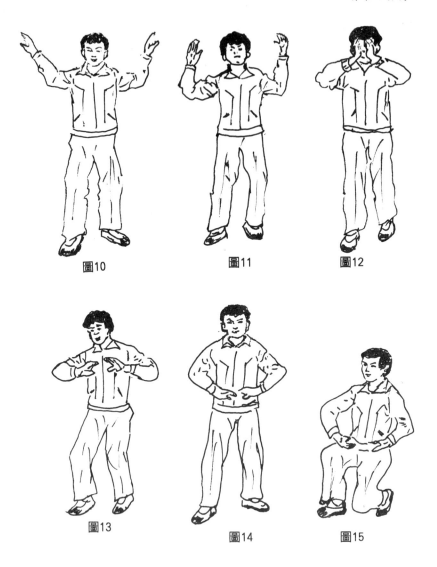

圖10

圖11

圖12

圖13

圖14

圖15

重心移至後腳，接著做合式，即緩緩掌心相對，指尖向上，雙手向印堂聚攏，邊合邊把身體向前移，並將重心移前腳，準備降式（見圖11和圖12。）手心向下，雙手平著下降，沿任脈降至中丹田，隨後將雙手放在大腿兩側，指尖向下，升至膻中時翻為手心向下，兩手指尖相接，兩手平著下降，（見圖13和圖14）。隨著雙手下降，身體亦開始下蹲，蹲時盡量使上身與地平面垂直，直至大腿放平為止，雙手放到膝蓋上（見圖15）。

在此做一個開合，準備還原，借此開合，趁勢上提、垂腕，手心向下（見圖16）。上升要快，以腰帶動兩腿慢慢站起來，雙手隨之還原兩側，向東西南北四個方向各作一次。

3.慢步行功　此為初級功的主功。它體現新氣功動靜結合的突出部分。要求式子優美，意念入靜，此時的意念活動主要是定題、選題、守題，逐

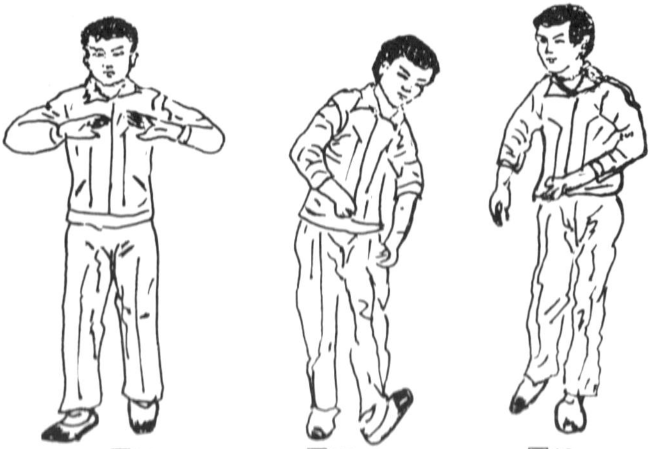

圖16　　圖17　　圖18

步深入，循序漸進。

慢步行功是在升降開合之後，左腳向前邁出一步，腳跟先著地，同時身體轉向左側，右手擺至中丹田前，左手也隨著擺向左側胯外，兩手擺動時要按圓、軟、遠的要求進行。此後交替轉動，向左轉動作時，身體重心移至左腳上。再將右腳邁出一步，邁出時腳跟先著地，右腳變實，身體重心移到右腳上，雙手隨之擺動。然後再出左腳，再出右腳（見圖17和圖18）。如此，一步一步地向前行走。一般做半小時收功。

此外，還有中度風呼吸法快速行功。練功方法，大同小異。

4. 收功法　將練功時所產生的「內氣」集聚到任脈的氣海穴（即中丹田），經過任、督二脈歸還原處。其收功法的要領如下：

①轉意念：放選題之後，將意念轉換到中丹田。

②揉球：為了把意念穩定在中丹田，用揉球功的功式作為導引來協助完成，功式是兩手手心相對放在中丹田前約半尺的地方做「揉球」的動作。配合揉球動作兩腿不斷虛實實換，將身體重心前後移動。揉球動作保持全身四肢鬆軟狀態，其意念活動穩在中丹田。

③放球：放球動作的目的是更好地把「內氣」穩在中丹田，所以作雙手心朝上托球，兩手從中丹田的膻中輕輕上托，共上托三次，一次比一次高，最後達印堂穴，將球放走，而意念仍然留在中丹田。

④揉腹：將意念穩定在中丹田，使「內氣」還原，以中丹田為中心，由小到大向外轉九圈，再由大到小內轉九圈，歸到中丹田為止。

⑤收功三個氣呼吸：使「內氣」穩在中丹田，使意念逐步恢復到平常生活的狀態之中。

⑥回氣：做法是雙手和肘像做升式那樣上升到丹田（即印堂）向左右分開，約與肩同寬，雙手心向內，然後鬆鬆地握起虛拳。大拇指貼在食指上，中指尖輕點勞宮穴，使手之餘氣通過心包經歸回中丹田，一伸一點共做三次。然後，雙手掌心相對，合回上丹田前方，將十指自然展開，沿任脈下降到中丹田，兩手自然下垂，歸回體側，恢復鬆靜站立姿勢，片刻後，待意念完全離開中丹田後，睜眼在原地，結束練功。

5. 意念活動功法　意念活動的功法，就是在練功中把意念活動（如意識、思想、思維、感情等精神活動）集中到某一點、某一詞或某一事物上，借以排除各種紛紜的雜念，即所謂「以一念代萬念」，為練功的主要活動。

新氣功「圓、軟、遠」三字訣是意念活動的基礎。

圓：在練功時，軀幹和肢體活動都要在意念導引下保持圓形或者半圓形。

軟：頸部、軀幹和肢體的肌腱和大小關節都要在意念的導引下進行鬆軟地運動。

遠：輕輕閉眼、平視遠方自己喜歡的、似有似無、似明似暗的東西。意念活動在身體前方。

掌握以上三字訣，為掌握氣功的鬆靜關、意守關、調息關等基本功創造了條件。通過這種功法，使大腦皮層逐漸地進入，並長時間地保持在既不興奮，又不抑制的半入靜狀態，這樣才能使大腦皮層得到充分休息和調整，才能對身體各部器官各系統起到良好的保護作用，減少和打斷病理惰性灶的惡性循環，通過定題、選題、守題、放題等意念活動，開動「氣機」產生更多的「內氣」，從而起到防病抗衰的作用。

(1)**定題**：練功一般動作熟悉之後，要想一個簡單而穩定的詞，如「健康」，「好好練功戰勝疾病」，「練功抗腫瘤」等，將意念集中在這個題上，叫做「定題」。

(2)**選題**：在熟練掌握定題之後，在意念活動中再提高一步，需要選題。根據自己情況事先辨證選題。在高血壓、青光眼眼壓高時，選低於氣海的題，如地上的花草、小樹、湖邊小堤等。在低血壓、內臟下垂時，可選高於印堂的題，如樹梢、湖邊小橋等，在一般情況下，可選與膻中穴相平的景物。同時，選題還要參考病的性質，如肝臟喜條達舒暢，惡憂鬱發怒。在肝病選題時儘量選擇溫柔、開闊的景物，如綠色的樹木，開放的花卉，腫瘤病人根據部位、症狀，參考上述景物進行選題，同樣能得到應有的效果。

此外選題內容要簡單而穩定，即在選題中使人們的意識、思想、感情趨向於穩定、集中，幫助入靜。因此應掌握以下三點：

①選近不選遠：選視野中輕鬆的焦距。不可選緊張的幻影，如遊月宮、家鄉湖南小樹等。

②選靜不選動：選平靜穩定的題，不可選波動搖擺的題，如波濤翻滾的江水、水中游魚、風擺楊柳、優美舞蹈等。

③選外不選內：選身體以外的景物，不可選身體內的東西（對功力成熟人例外）。

在練功過程中不可隨便換題，一個題可用三至六天，直到不能集中意念時，再換新題。

(3)**守題**：把意念活動集中到所選的題上，必須做到「一聚一散，似守非守，若有若無」這十二訣。其方法是：

①一聚一散：即當出現雜念時，用意念「想一想」題的辦法排除雜念叫做「聚」。若雜念已去，鬆意念「放一放」題的辦法叫做「散」。在練中對「題」想一想，放一放，就叫做「一聚一散」。

②似守非守：聚時不能對題想得太緊，散時不能把思想放空，這樣又像在想着題，又像沒想着題，叫做「似守非守」。

③若有若無：對題一放鬆就沒了，稍想一下又有了，叫做「若有若無」。

為了達到上述要求，對選題必須掌握「不抓、不追、不盯」的三不原則。

(4)**放題**：為收功前必做的動作，作法由三個不蹲的「升降開合」開始，將所守的題放掉，不想題而想中丹田，氣功術語叫「轉意念」。如揉球時，手在揉球而意念應放在中丹田，不可把意念粘在球上，隨球放走。揉腹時，雖然手在轉圈，而意念卻穩定在丹田。然後做丹田三呼吸，雙手上升而回氣，直至收功。整個過程都是為了將意念穩於丹田，稍靜片刻，待意念緩緩離開丹田，方可睜開雙眼。

時間安排：預備功十分鐘，正功三十至四十五分鐘，收功十至十五分鐘，共約一小時左右為好。

三、防瘤練功的補充說明

凡能夠長期堅持練新氣功患者，必須處理好練吐音與疾病的密切作用，以他主要防癌作用機理，同時要熟悉掌握練功要點部分，對此作以述之，以供學者參考。

1. 新氣功練吐音與疾病的作用：在預備功的基礎上，先做三個氣呼吸之後，再做三個中丹田開合，左手外勞宮對準左腎兪穴，右手外勞宮對準右腎兪穴，呼吸平靜，氣沉丹田。若屬初學，可先用雙手放在小腹，勞宮穴對準關元（如果病灶在下焦時不可手放下腹）。做好準備之後，開始吐音。

先吐「多」高音，後吐「朵」低音，音節先短後長，氣鼓小腹，音起丹田。根據病情，選擇字音，如心經疾病，吐「神」音，肝經疾病，吐「柔」音，脾胃疾病，吐「冬」音，肺經疾病吐「桑」音，腎經疾病，吐「水」音，淋巴系統疾病，吐「哈」字音，神經系統疾病，吐「靜」字音等等。吐音時心平氣勻，聲音漫長，選擇空氣新鮮，優美的環境，方能獲得較好效果。吐音之後，再做三個氣呼吸，靜立片刻，新氣功全部練完。

2. 新氣功治癌機理（已在本書第三章論述）。

3. 新氣功主要功法要點及練法：關於新氣功的要點部分，行功的一二三步功為主功，具體操作方法：

㈠起式：在新氣功預備式的基礎上，做中丹田三噓息，噓就是用口把氣緩慢地吐出來，息就是做呼吸的動作，通過三長噓，促使中樞神經和內氣運行創造條件，促使大腦安靜和內氣沿任督二脈運行，按站樁式方法，雙手輕輕而緩慢地由體側向腹前聚攏，使右手的內勞宮穴對準左手的外勞宮穴，開始做呼吸動作，先用口呼舌體放下，後用鼻吸舌舐上，久病體虛者先呼後吸的補法，實症病人先吸後呼的瀉法，呼吸時要做到輕緩長勻等方法。

㈡中丹田的三開合：接上式呼吸畢，雙手向側體緩慢分開，開時兩手手背相對，開略寬於身體，開後反手使手心相對，雙手緩慢向腹前中丹田處聚攏，聚到間隔二十至三十厘米時，再反使手背相對，做第二個開合。

㈢正功：一步功方法：吸吸（即腳跟著地）呼（另一腳尖點地）。二步功方法：吸（即一隻腳跟著地）吸（另一隻腳跟著地）呼（腳尖點地）。三步功：吸（一步），吸（一步），呼（三步），點（後腳原地點地，尖著地），要領：走小步、慢提腳、輕點步、轉腰擺頭超過。

筆者在臨床氣功實踐中，凡能將新氣功主功部分熟練掌握，並堅持鍛鍊，將會收到很好治療效果，因為這是新氣功的精髓要點部位，患者易學、易記、易懂，關鍵是能使學者學起來方便，容易掌握，一日有一定練功時間即可。

第二節　氣功八段錦練功法

氣功八段錦是用古代保健操八段錦再加上氣功的調息（呼吸）、調心（意念）編組而成的。我們在臨床實踐中體會到：氣功八段錦的動作簡單，容易掌握，運動量可大可小，可因人因病選擇練其全套，練其數節或反覆練其中的一節，都有健身和防治慢性病的效果。

氣功八段錦是一種動功，它具有氣功和保健運動兩方面的特點。其作用是：

①能增強四肢肌力，發展胸部肌肉，使人體健美，②防治脊柱後突與側彎等不良姿勢，③防治某些常見慢性病，如頸椎病、腰腿痛及腸胃病和腫瘤患者等，④堅持練功者還能健腦強身，延年益壽。

氣功八段錦可在早上或晚間，選擇空氣好、環境美的地方（如公園或樹林中）進行，每次可練十五至三十分鐘。

一、兩手托天理三焦

1. 預備姿勢：兩腳平行站立，兩臂自然下垂，目視前方。

2. 練功要領：兩臂緩緩自體側向上高舉，同時兩手手指交插翻掌成掌心向上，兩手指尖相對，兩肘用力挺直，兩掌如托天爭力，同時兩眼看手，挺胸收腹，展腰，然後兩手及臂從左右體側緩緩放下，上舉下落交替進行（圖19）。

3. 意念與呼吸法：以意領氣，升降開合，氣隨勢行。即在大腦意念的調節下，當兩手上舉，翻掌托天時進行吸氣，當兩手向兩側展開下落時進行呼氣，如此反覆進行。

4. 適應症與作用：適合於健美減肥，能防止駝背，增強胸部肌肉和擴大胸廓活動範圍，增強呼吸功能，並有改善脊柱功能，防治頸椎病、肩周炎、脊柱側彎等病症和肺部腫瘤症的作用。

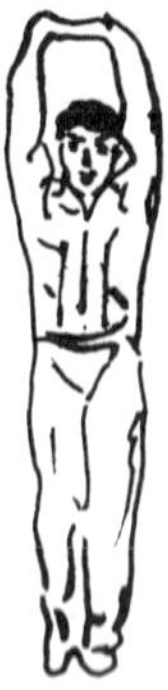

圖19

二、左右開弓似射鵰

1. 預備姿勢：兩手平行站立與肩同寬，兩臂自然下垂，目視前方。

2. 練功要領，左腳向左跨出一步，站成馬襠勢，上身正直，兩臂在胸前交叉，左臂在內，右臂在外，手指張開，先右手往後推，同時左手變成爪形拳往左拉，如同拉弓勢，直至右臂伸直，左肘尖向左側挺，兩目視外推的右手，然後以同樣方法換左手往左側推手，右側拉弓，左右兩側交替進行（圖20）。

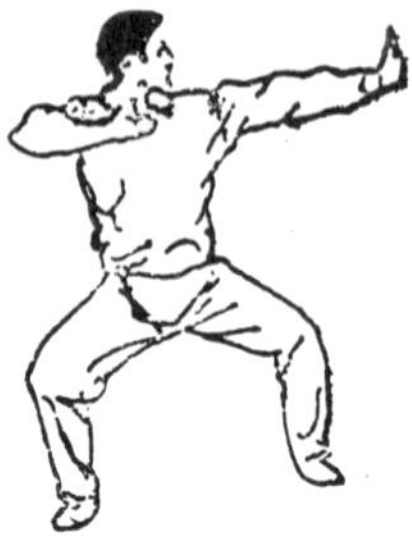

圖20

3. 意念與呼吸法，以意領氣至外推手，拉弓時吸氣，收回時呼氣。

4. 適應症與作用：主要防治頸肩部疾病，腰腿痛，髕骨軟化骨質增生症。

三、調理脾胃單舉手

1. 預備姿勢：兩腳平行站立，兩臂自然下垂，目視前方。

2. 練功要領：右手翻掌從右側上舉，五指併攏，右臂用力挺直，掌心向上，指尖向左，同時左手掌心向下用力下按，指尖向前，再左手翻掌從左側上舉，五指併攏，左臂用力挺直，掌心向上，指尖向右，右手從右側落下，掌心下按，指尖向前。左右交替進行（圖21）。

3. 意念與呼吸法：以意領氣，隨勢運行，上舉手接陽氣，下按手沉濁氣，上舉下按時吸氣，兩臂回

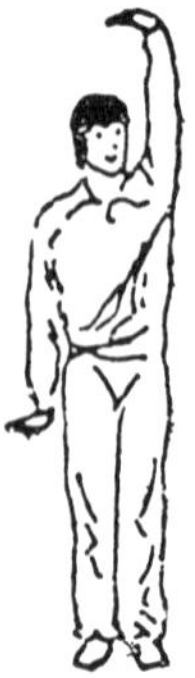

圖21

收時呼氣。

4. 適應症與作用：主要調節脾胃功能，防治消化系統疾病，肩部疾病，上肢肌無力等病症。

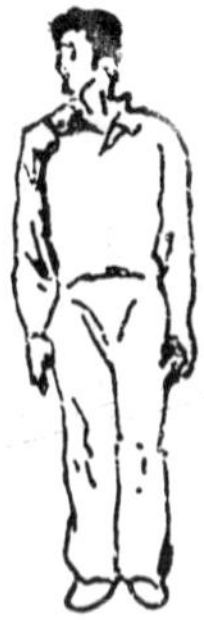

圖22

四、五勞七傷望後瞧

1. 預備姿勢：兩腳立正，頭頸正直，兩臂自然下垂，兩手掌心貼腿旁。

2. 練功要領：挺胸，兩肩稍向後引，同時頭慢慢向左轉，眼望後方，還原，再同樣向右側轉頭，向右瞧。左右交替進行（圖22）。

3. 意念與呼吸法：進行腹式呼吸，向後瞧時吸氣，還原時呼氣，意守丹田（臍下一·五寸氣海穴處）。

4. 適應症與作用：主要防治頸椎病，骨質增生等病症。

五、搖頭擺尾去心火

1. 預備姿勢，兩腳分開相距約三腳長，屈膝成馬步站樁勢，兩手扶膝，虎口向裡，要求上體保持正直。

2. 練功要領，上體向左前俯深屈，頭隨之垂下，並向右側擺動搖頭，臂部略向左擺，

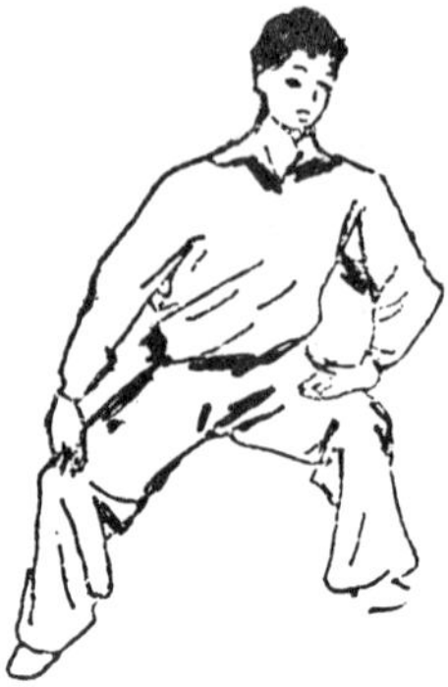

圖23

然後復原成預備勢，接著上體向右前方前俯深屈，頭隨之垂下，並向左側擺動搖頭，同時臂部略向右擺，然後回至復原勢。左右交替進行（圖23）。

3. 意念與呼吸法：練功時集中思想意守丹田，呼吸順乎自然。

4. 適應症與作用：主要防治神經衰弱，煩躁易怒，有安神作用，並改善腰及膝關節運動功能。

六、兩手攀足固腎腰

1. 預備姿勢：鬆體直立，兩腳分開。

2. 練功要領：上體緩緩向前彎腰深屈，兩膝盡量保持伸直，同時兩臂下垂，兩手觸摸足趾，目視兩手，然後做腰部後伸動作，兩手隨之放於背後腎俞或命門穴上，上體逐漸後仰，以能站穩為宜。前俯後仰交替進行（圖24—1、24—2）。

3. 意念與呼吸法：以意念隨兩手運行，腰前屈時呼氣，腰部後仰時吸氣，意念隨吸氣將氣沉入後丹田，以壯腰強腎。

4. 適應症與作用：主要加強腰腎功能，適用於腰痛患者。

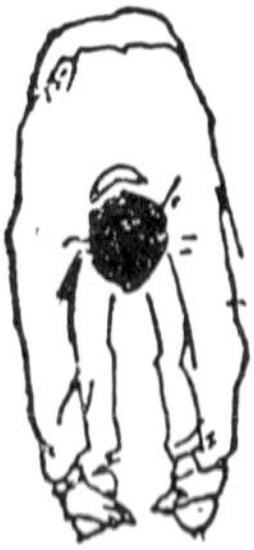
圖24－1

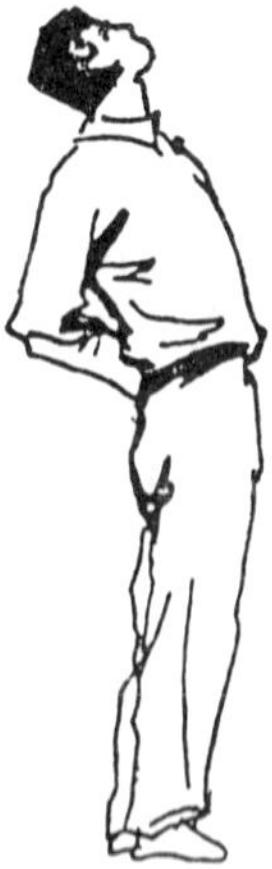
圖24－2

七、攢拳怒目增氣功

1. 預備姿勢：兩腿開立屈膝站成馬襠勢，兩手握拳放於腰旁，拳心向上。

2. 練功要領：右拳向前方緩緩用意擊出，拳心向下做伸拳運動。同時左拳用力緊握，左肘後挺。兩眼睜大向前虎視，然後將右拳收於腰旁，再將左拳向前方緩緩用意擊出，同時右拳用力緊握，右肘後挺，兩眼虎視，還原。左右手交替進行（圖25）。

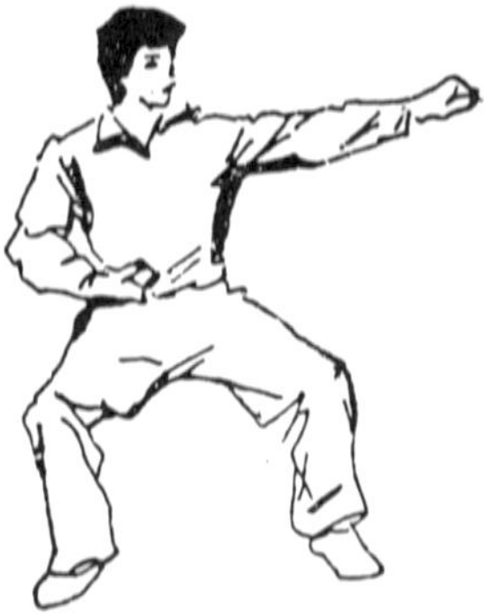
圖25

3. 意念與呼吸法：以意化力，擊拳時要求用意增力。要求拳擊出時吸氣，收回時隨意呼氣，沉入中丹田，借以蓄氣促力。

4. 適應症與作用：防治頸肩、腰部疾病，增強四肢及全身的氣力。

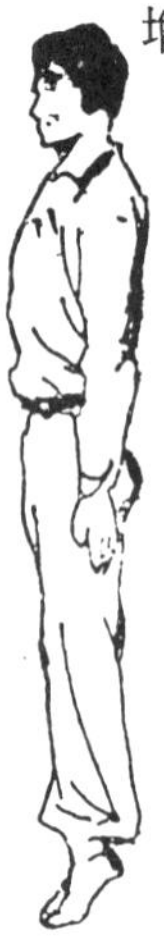
圖26

八、背後七顛百病消

1. 預備姿勢：鬆體直立，兩腳靠攏，兩手掌心貼於大腿處。

2. 練功要領：挺胸腿直，頭用力上頂，同時腳跟儘量離地踮起。然後腳跟放下復原。踮起放下交替進行（圖26）。

3. 意念與呼吸法：以意領氣，氣隨勢行，頭上頂與足跟踮起時吸氣，足跟下落時呼氣。

4. 適應症與作用：主要用於調達全身經絡臟腑改善其功能。練習時用意念向下導引。還可降血壓。

第三節　坐位十二段錦練功法

古代十二段錦與八段錦是兩種功法。八段錦是外功，屬於鍛鍊身體的運動方法。相當於現代的健康體操，要領是：「雙手托天理三焦，左右彎弓似射雕，調理脾胃需單舉，五勞七傷向後瞧。搖頭擺尾瀉心火，雙手攀膝固腎腰，怒目握拳增氣力，背後七顛百病消。」

十二段錦是一種內功導引法，也就是氣功的一種，不過這種氣功不單只是行氣呼吸，而是配合輕微運動。

它實際上是我國古代導引法的正宗，經過歷代的演變，吸收了古代各法之長，成為現有形式。動作吸收了古代各法有閉目凝神、叩齒嗽咽、運動按摩、存想運氣、呼吸吐納等方法，是我國歷代導引按摩方法的重要總結之一。

十二段錦的源流不詳，有人從清代徐文弼編的《壽世傳真》裡發現十二段錦記載內容完全同八段錦一樣，歌訣照舊，只是圖由八個改為十二個，說明較為詳細，因此本書據此加以介紹。

這一功法，簡單靈活，歌訣順口，邊作邊想，口誦心維，使思維、口誦與形體活動密切結合，適於群體練功統一指導，此法因容易學習，收效較快，深受廣大群衆歡迎，故容易普及推廣，實為腫瘤病人自家療養、老人強身保健益壽延年的優選功法。

十二段錦總訣是：「閉目冥心坐，握固靜思神，叩齒三十六，兩手抱昆侖。左右鳴天鼓，二十四度聞。微擺撼天柱，赤龍攪水津，鼓漱三十六，神水滿口勻，一口分三咽，龍行虎自奔。閉氣搓手熱，背摩後精門，盡此一口氣，想火燒臍輪，左右轆轤轉，兩腳放舒伸。叉手雙虛托，低頭攀足頻。以候神水至，再漱再吞津；如此三度畢，神水九次吞，咽下汩汩響

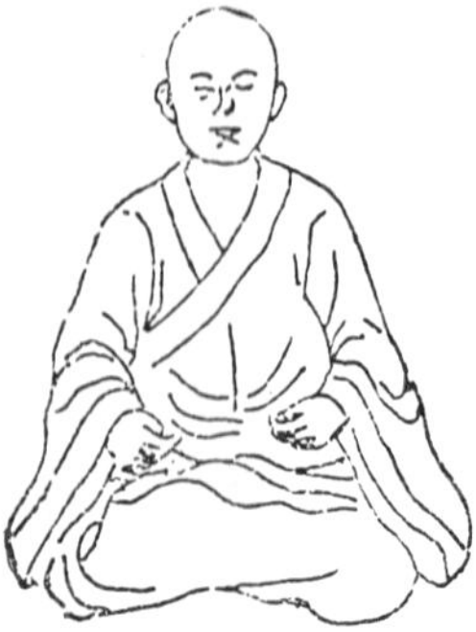

圖27

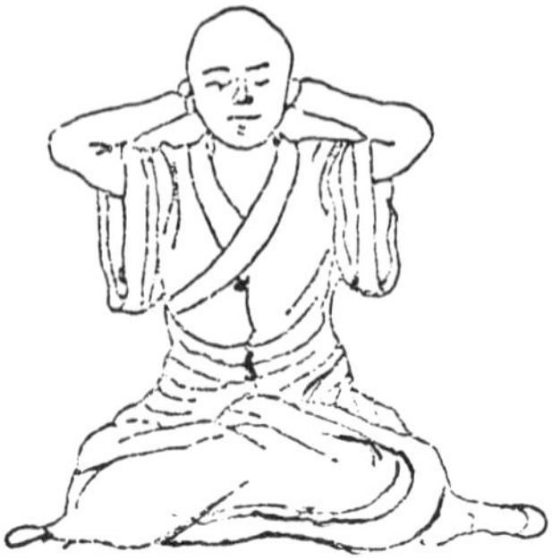

圖28

，百脈自調勻，河車搬運畢，想發火燒身。舊名八段錦，子後午前行。勤行無間斷，萬病化為塵。」

以上係通身合總，行之要依次序，不可缺、不可亂。先要記熟此歌，再詳看後圖及各圖詳註，各訣自無差錯，十二圖附後。

1. 閉目冥心坐，握固靜思神

盤腿而坐，緊閉兩目，冥亡心中雜念。凡坐要起脊樑，腰不可軟弱，身不可依靠。固握者握手牢固，可以閉關祛邪也。靜思者靜息而存神也（見圖27）。

2. 叩齒三十六，兩手抱崑侖

上下牙齒相叩作響，以三十六聲。叩齒以集身內之神使不散也。崑侖即頭，以兩手十指相叉抱住後頸，即用兩手掌緊掩耳門，暗記鼻息九次，微微呼吸不宜有聲（見圖28）。

3. 左右鳴天鼓，二十四度聞

記算鼻息出入各九次畢，即放所叉之手。移兩手掌

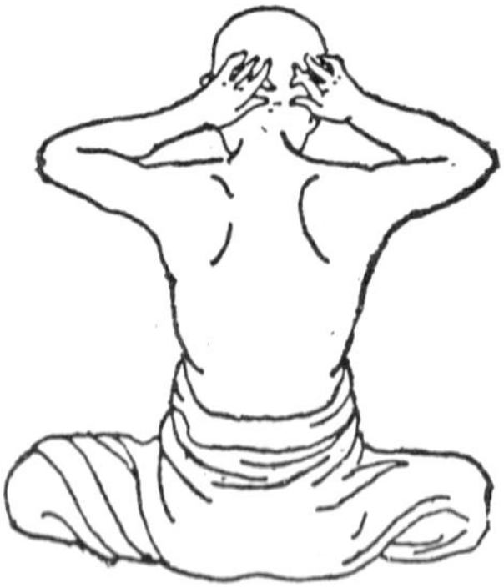

圖29

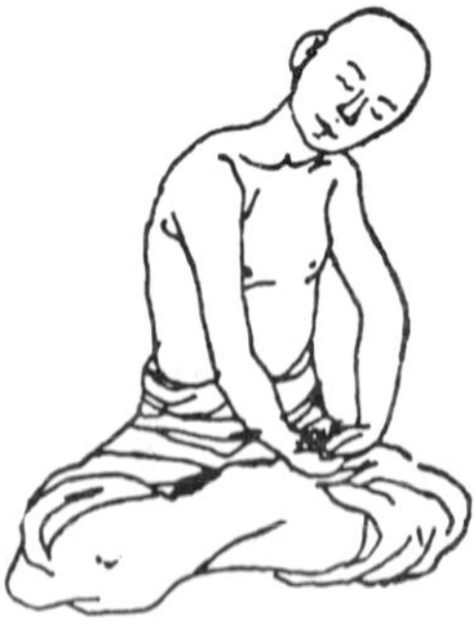

圖30

搓耳，以第二指疊在中指上作力，放下第二指重彈腦後，要如擊鼓之聲、左右各二十四度，兩地同彈共四十八聲，仍放手握固（見圖29）。

4. 微擺撼天柱

天柱即後頸，低頭扭頸向左右側視、肩亦隨之，左右搖擺各二十四次（見圖30）。

5. 赤龍攪水津，鼓漱三十六，神水滿口勻，一口分三咽，龍行虎自奔。

龍即舌，以舌頂上顎，又攪滿口內上下兩旁，水津自生，鼓漱於口中三十六次。神水即津液，分作三次，要汩汩有聲吞下。心暗想，目暗看，所吞津液直送至臍下丹田。龍即津，虎即氣。津下去，氣自隨之（見圖31）。

6. 閉氣搓手熱，背摩後精門

以鼻吸氣之，用兩掌相搓擦，極熱急分兩手，摩後腰上兩邊，一面徐徐放氣從鼻出，精門即後腰兩邊軟處

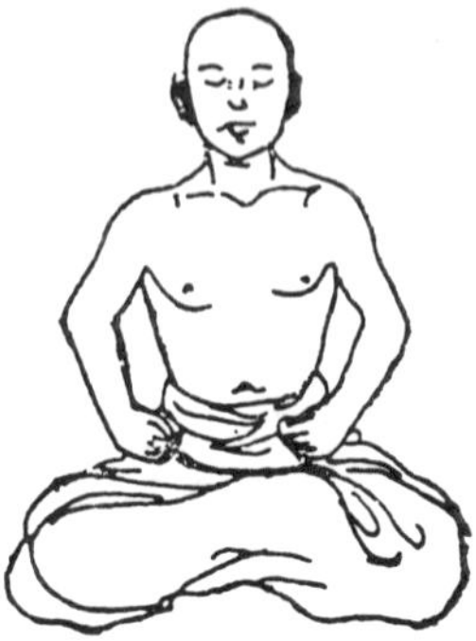

圖31

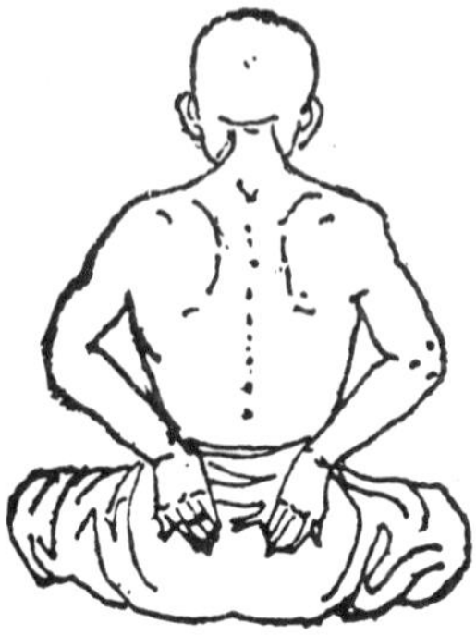

圖32

，以兩手摩三十六遍，仍收手握固（見圖32）。

7. 盡此一口氣，想火燒臍輪

閉口鼻之氣，以心暗想，運心頭之下燒丹田，覺似有熱，仍放氣從鼻出，臍輪即臍丹田（見圖33）。

8. 左右轆轤轉

前臂彎曲，先以左手連肩圓轉三十六次，如絞車一般，右手也如之。此為單轉轆轤法（見圖34）。

9. 兩腳放舒伸，叉手雙虛托

放所盤兩腳手伸向前，兩手指相叉，反掌向上，所叉之手於後頭頂作力上托，腰身俱著力上聳手，要如托重石。托上一次又放下，手按頭頂又托上，共九次（見圖35）。

10. 低頭攀足頻

以兩手向所伸兩腳作力扳之，頭低如禮拜狀，十二次，仍收足坐，收手握固（圖36）。

11. 以候神水至，再漱再吞津，如此三度畢，神水

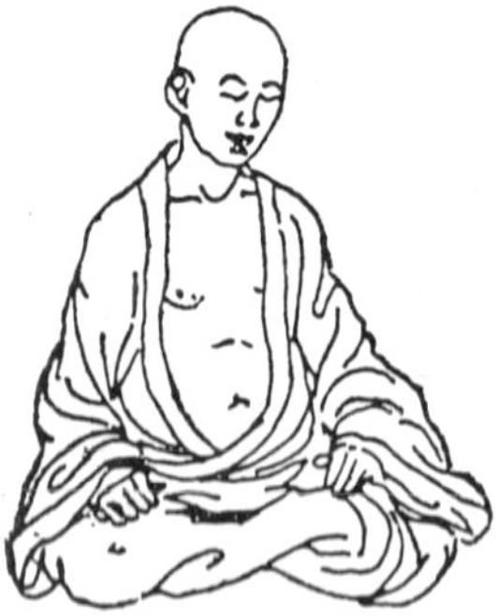

圖33

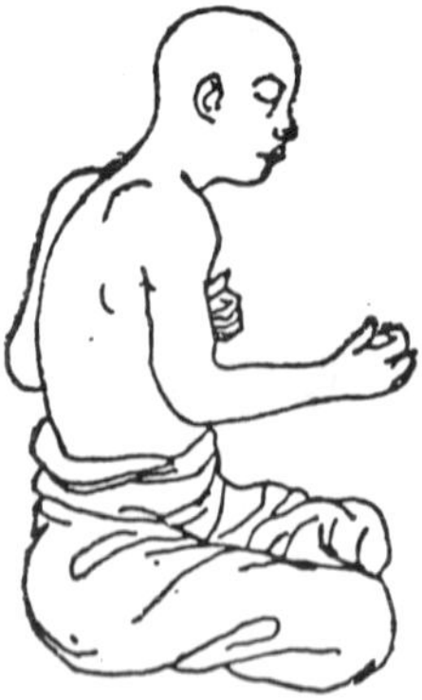

圖34

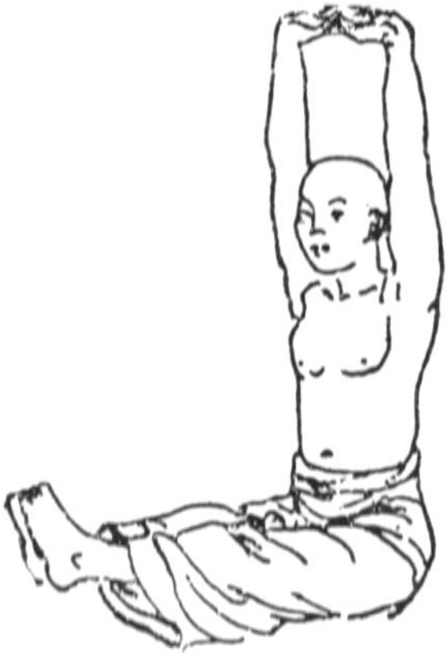

圖35

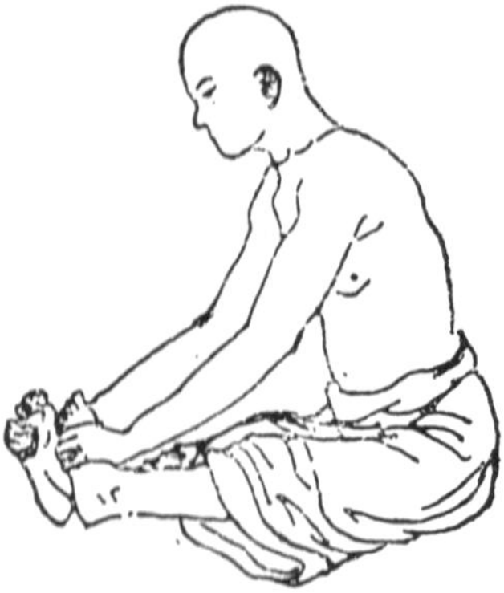

圖36

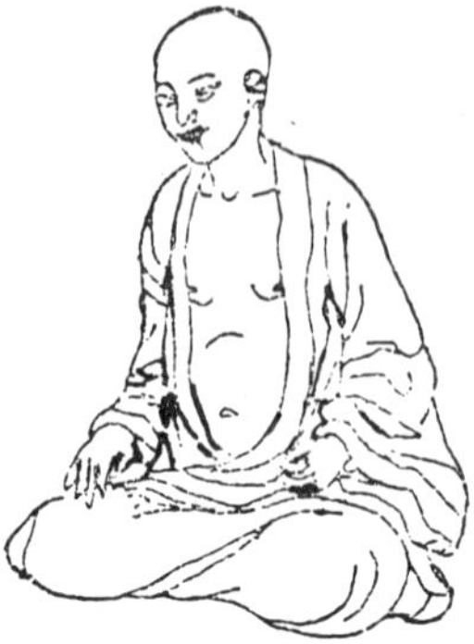

圖37

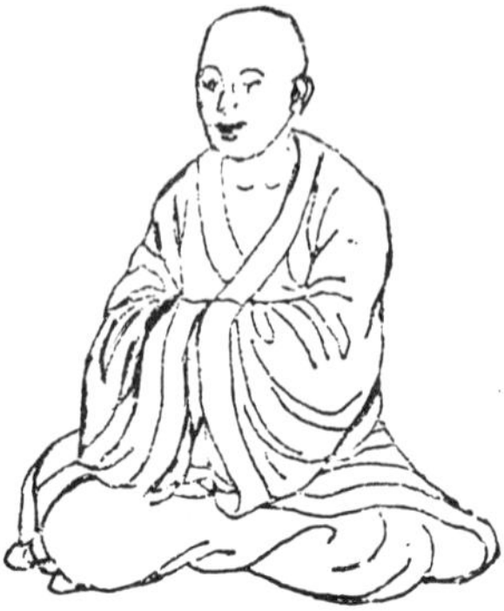

圖38

九次吞，咽下汩汩響，百脈自調勻。

再用舌攪口內，以候神水滿口，再鼓漱三十六，連前一度，此再兩度共三度畢，前一度作三次吞，此兩度作六次吞，共九次吞，如前咽下，要汩汩響聲，咽津三度，百脈自周遍調勻（圖37）。

12. 河車搬運畢，想發火燒身，舊名八段錦。子後午前行，勤行無間斷，萬病化為塵。

心想臍下丹田，似有熱氣如火，閉氣如忍大便狀，將熱氣運至谷道，即從大便處升上腰間、背脊、後頸、腦後、頭頂止。又閉氣從額上兩太陽耳根前兩面，降至喉下、心窩、肚臍下丹田止，想是發火燒通身皆熱。

第四節　二十四節氣坐功練法

此圖為唐五代的陳博先生所著（即陳希夷）。其練功方法是按照二十四個節氣定為二十四勢，繪成二十四圖，古稱為「二十四節氣坐功圖勢」。即自農曆正月立春起至十二月大寒止。二十四勢中，除五月芒種和十一月大雪為站勢外，其餘全為坐功。坐功中多數為雙腿盤坐。每一坐功中共有四個項目，即身體的各種運動，叩齒、吐納、嗽咽等。每一圖勢均配合五運大氣、十二經絡的說明，並附有主治病症。由於年代歷久，傳抄失誤，在所難免。

但陳摶先生坐功圖較為全面，圖勢簡明，動作易記，是我國古代養生書籍中總結性的氣功著作。這套練功方法，很適應於老年性慢性疾病，腫痛類疾病的患者練功選擇的氣功專著，現簡介如下，供學習參考：

一、立春正月節坐功練法

1. 練功方法：可選在每日二十三點至一點（即子時），挺腰技髖，兩手相疊，轉身勾頸（見圖39），左右聳引各作九至十八次，上下兩齒相叩，吐濁納清，咽下津液三次。

2. 循經運氣：練功時應循運主厥陰初氣，時配手少陽三焦經，隨意運氣，以達祛病養生。

3. 主治病症：風氣積滯、頂痛、耳後痛、肩背

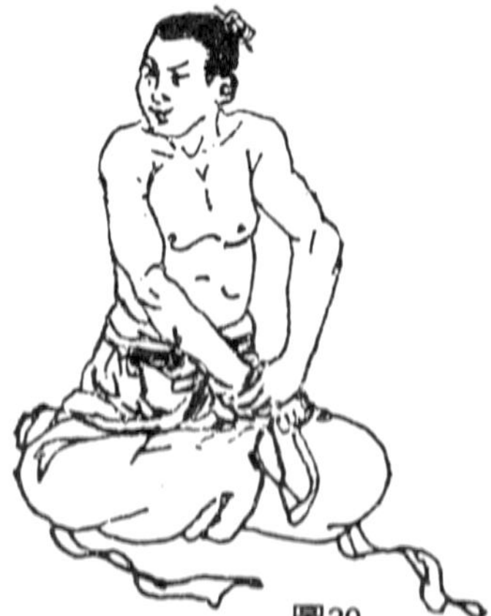

圖39

痛、肘臂痛等。還可以主治尿少，排尿困難，或尿頻、浮腫等病症皆可治療。

二、雨水正月中坐功練法

1. 練功方法：可選在每日二十三點至三點（即子丑時），兩手相疊，按於大腿，轉身回頭（見圖40），左右編導引各作九次，上下兩點相叩，吐濁納清、咽下津液三次。

2. 循經運氣，練功時應循運主厥陰初氣，時配手少陽三焦經，隨意運氣，以達祛病養生。

3. 主治病症：三焦經絡留滯邪毒、喉痹、耳聾、汗出、目銳眥痛、頰痛等病症。

三、驚蟄二月節坐功練法

1. 練功方法：可選在每日一點至五點（即丑寅時），握拳轉頸，反肘向後（見圖41），頓擂九至三

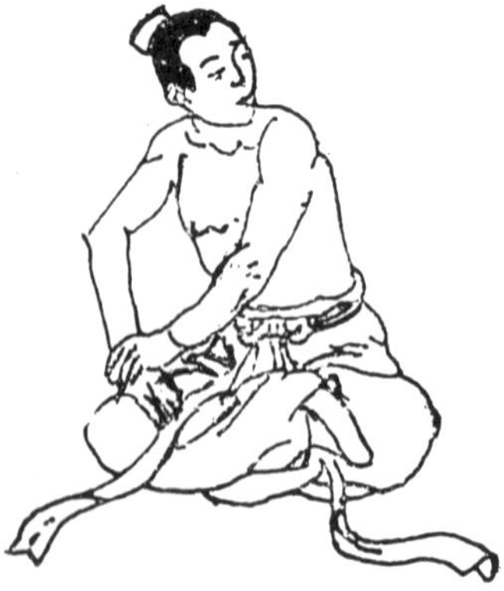

圖40

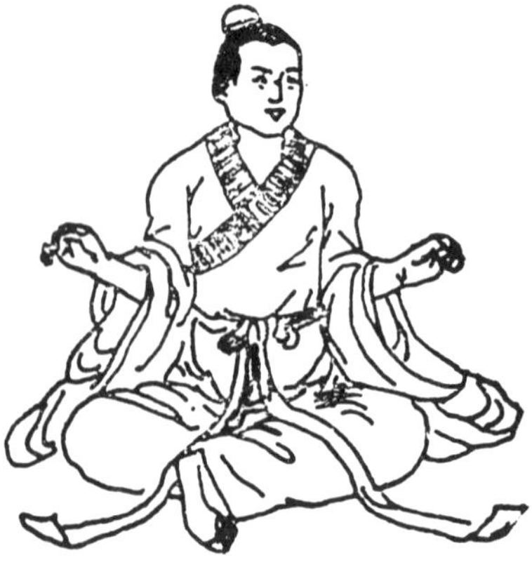

圖41

十六次，上下兩齒相叩三十六次，吐濁納清，咽下津液六次。

2. 循經運氣：練功時應循運主厥陰初氣，時配手陽明大腸經，隨意運氣，以達祛病養生。

3. 主治病症：腰背、脾、肺病、目黃口乾、鼻衄喉腫、咽痛、面腫暴啞，目暗羞明、鼻不聞臭，還可治療便秘、腸鳴、小腹左側堅硬或脹悶等病症。

四、春分二月中坐功練法

1. 練功方法：可選在一點至五點（即丑寅時），伸手回頭，左右挽引各九至三十六次，（見圖42），上下兩齒相叩三十六次，吐濁納清，咽下津液六次。

2. 循經運氣：練功時應循運主少陰二氣，時配手陽明大腸經，隨意運氣，以達祛病養生。

3. 主治病症：胸臆肩背經絡虛勞邪毒、齒腫頸痛、寒慄熱腫、耳聾、耳鳴、耳後肩臑肘臂外痛、背痛氣滿、皮膚硬殼然堅而不痛，搔癢等。還可治腸胃疾病。

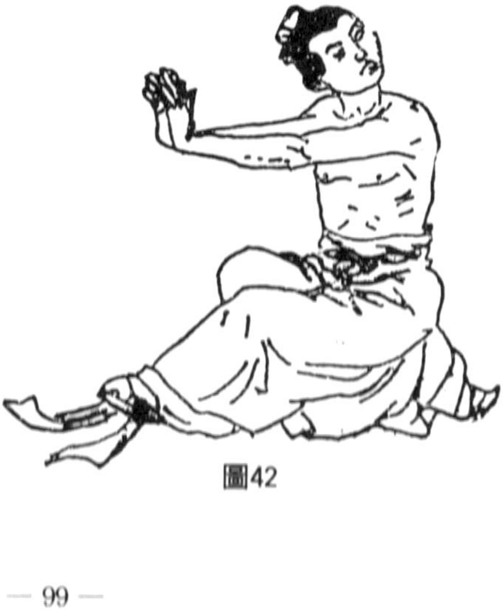

圖42

五、清明三月節坐功練法

1. 練功方法：可選在每日早晨一點至五點（即丑寅時），靜坐鎮定，手挽左右如拉弓各九至三十六次，上下兩齒相叩（見圖43），吐濁納清咽下津液六次。

2. 循經運氣：練功時應循運主少陰一氣，時配手太陽小腸經，隨意運氣，以達祛病養生。

3. 主治病症：腰腎腸胃虛邪積滯、耳前熱、苦寒、耳聾、頸痛、肩背痛、腰軟及肘臂等病症。

六、谷雨三月中坐功練法

1. 練功方法：可選在每日清晨一點至五點（即丑寅時），心平靜坐。兩手交替，左右上舉，移臂左右掩乳各九至三十六次，（見圖44），上下兩齒相叩，吐濁納清，咽下津液。

2. 循經運氣：練功時應循運主少陰二氣，時配手太陽小腸經，隨意運氣，以達祛病養生。

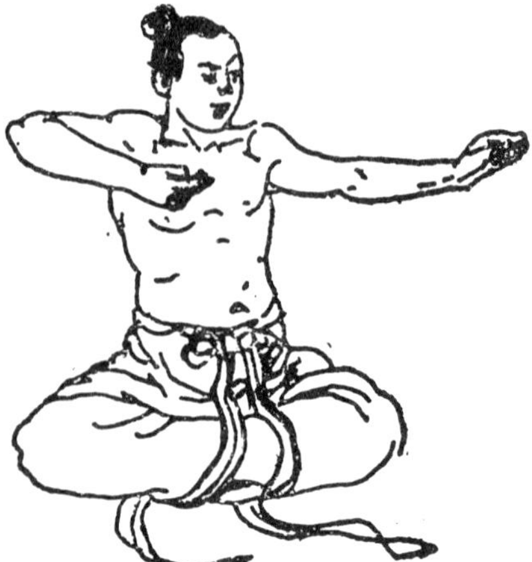

圖43

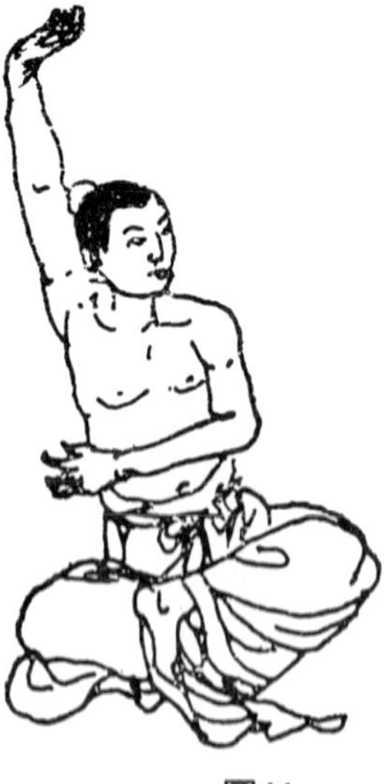

圖44

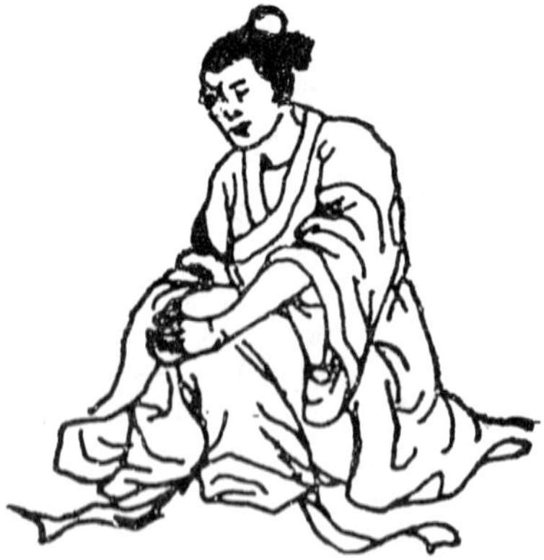

圖45

3. 主治病症：脾胃結瘕瘀血、目黃鼻衄、頰腫頷腫、肘臂外後廉腫痛、臀外痛、掌中熱等。還可主治消化不良，腸胃疾病。

七、立夏四月節坐功練法

1. 練功方法：可選在每日三點至七點（即寅卯時），憋住呼吸，輕輕瞑目，兩手交叉，擬攀兩膝各九至三十六次（見圖45），上下兩齒相叩，吐濁納清，咽下津液六次。

2. 循經運氣：練功時應循運主少陰二氣，時配手厥陰心胞經，隨意運氣，以達祛病養生。

3. 主治病症：風濕留滯經絡、腫痛、臂肘攣急、腋腫，手心發熱，喜笑不休等病症。

八、小滿四月中坐功練法

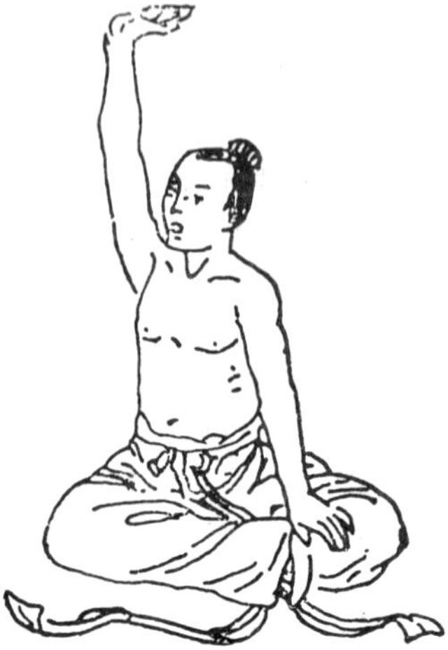

圖46

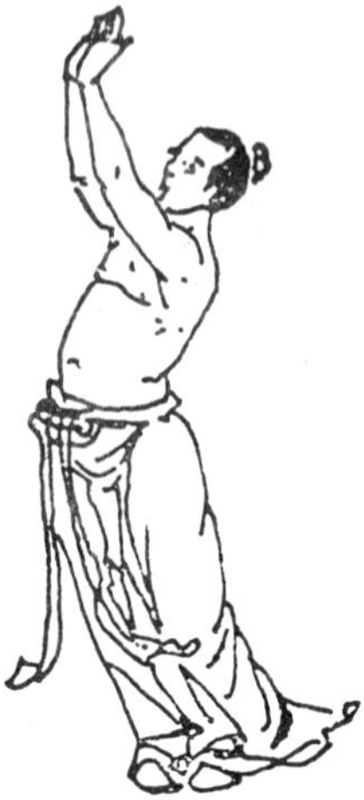

圖47

1. 練功方法：可選在每日三點至七點（即寅卯時），靜坐，一手舉托，一手按置足三里，左右交替各做九至十八次（見圖46），上下兩齒相叩，吐濁納清，咽下津液六次。

2. 循經運氣：練功時應循運主少陽二氣，時配手厥陰心胞經，隨意運氣，以達祛病養生。

3. 主治病症：肺腑蘊滯邪毒，胸肋支滿、心中面赤、鼻赤目黃、心煩作痛、掌心熱等。還可主治心悸怔忡，失眠、心區痛等病症。

九、芒種五月節站功練法

1. 練功方法：可選在每日三點至七點（即寅卯時），靜立仰身，兩手上托（見圖47），左右力舉各九至三十六次，憋住呼吸，上下兩齒相叩，吐濁納清，咽下津液六次。

2. 循經運氣：循運主少陽三氣，時配手少陰心經，隨意運氣，以達袪病養生。

3. 主治病症：腰腎蘊積虛勞，嗌乾心痛欲飯。目黃肋痛、消渴、善笑、善驚、善忘、上咳吐、下氣泄、身痛而腹病心悲、頭項痛、面赤等病症。

十、夏至五月中坐功練法

1. 練功方法：可選在每日三點至五點（即寅時），靜坐伸手叉指，以點擦足心，足蹠背屈，兩足換蹬，左右各九至三十六次（見圖48），上下兩齒相叩，吐濁納清，咽下津液六次。

2. 循經運氣：循運主少陽三氣，時配手少陰心經，隨意運氣，以達袪病養生。

3. 主治病症：風濕積滯、腕膝痛、肩臂痛、掌中熱痛、兩腎內痛、腰背痛、身體沉重等，還可主治心悸、失眠，降低血壓的作用。

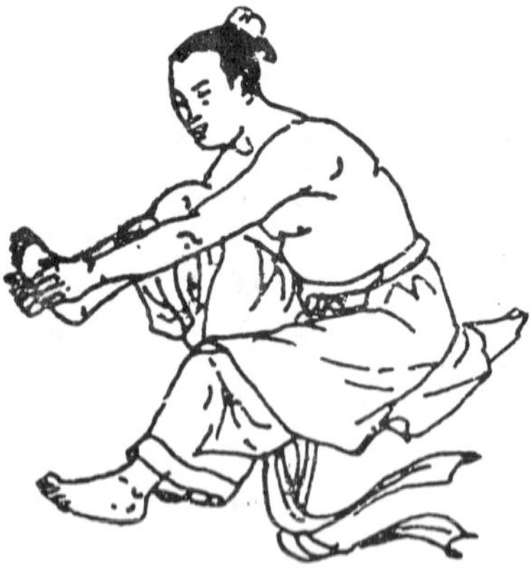

圖48

十一、小暑六月節坐功練法

1. 練功方法：可選在每日一點至五點（即丑寅時）

，兩手踞地，臀部坐一足，伸直一足（見圖49），用力坐九至十八次，上下兩齒相叩，吐濁納清，咽下津液六次。

2. 循經運氣：練功時應循運主少陽三氣，時配足太陰脾經，隨意運氣，以達祛病養生。

3. 主治病症：腿膝腰脾風濕、肺脹滿、咳喘、缺盆中痛腹脹、腹痛、手攣急、身體沉重、半身不遂、偏風、健忘、哮喘、脫肛、腕部無力等病症。

十二、大暑六月中坐功練法

1. 練功方法，可選在每日一點至五點（即丑寅時），雙拳踞地，反首向肩引作虎視（見圖50），左右各做九次，上下兩齒相叩，吐濁納清，咽下津液。

2. 循經運氣：練功時應循運主太陰四氣，時配足太陰脾經，隨意運氣，以達祛病養生。

3. 主治病症：頭頂胸背、風毒咳嗽、氣喘渴煩

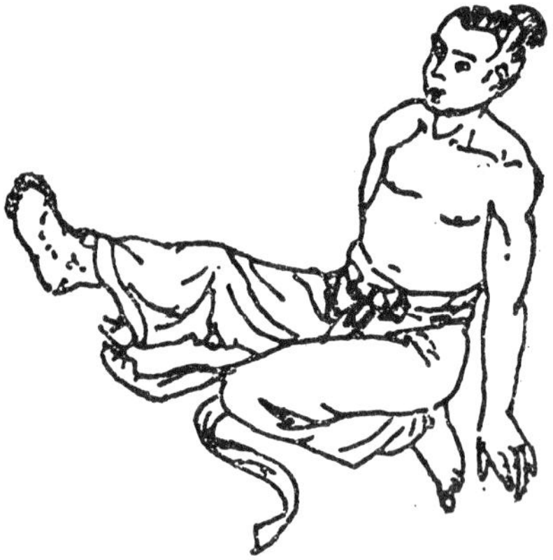

圖49

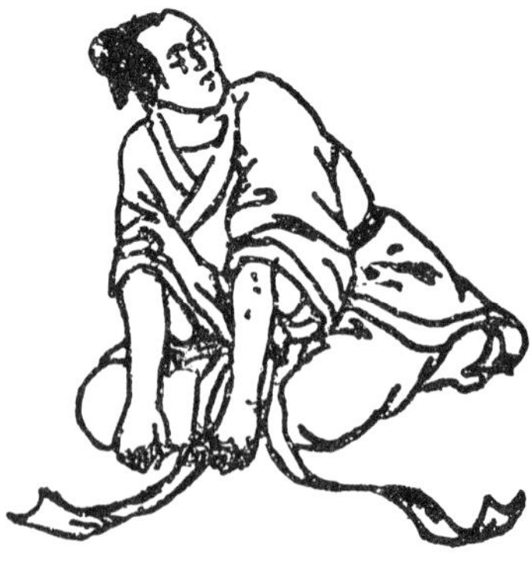

圖50

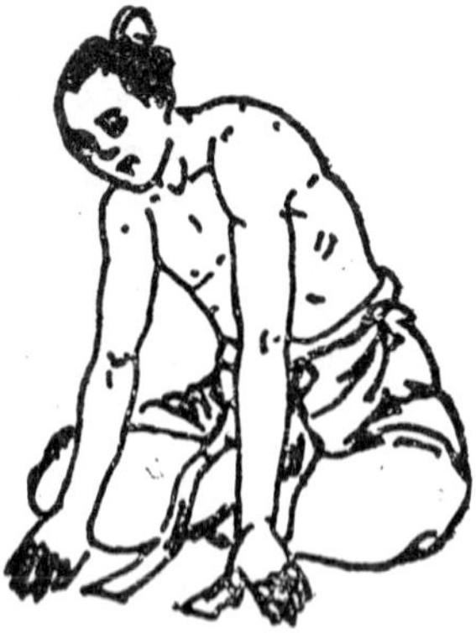

圖51

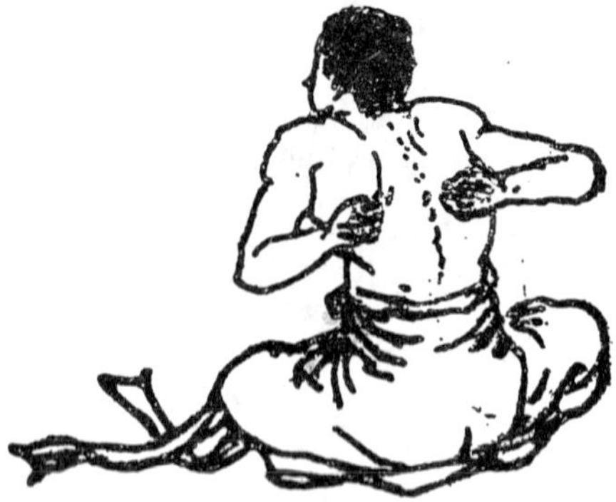

圖52

、心胸膈滿，肩臂痛、掌中熱、風寒汗出中風，小便數欠、淹泄、皮膚痛、痲癢、悲愁欲哭、洒淅寒熱等病症。

十三、立秋七月節坐功練法

1. 練功方法：可選在每日一點至五點（即丑寅時），靜坐，兩手五指拄地，憋住呼吸，聳身上湧，或以意領氣上提動作九至三十六次（見圖51），上下兩齒相叩，吐濁納清、咽下津液。

2. 循經運氣：練功時應循運主太陰四氣，時配足少陽膽經，隨意運氣，以達祛病養生。

3. 主治病症：補虛益損、祛腰腎積氣、口苦善太息、心脇痛不能反側、足外熱、頭痛頷痛、目銳眥痛、缺盆腫痛、腋下腫、汗出振寒等病症。

十四、處暑七月中坐功練法

1. 練功方法：可選在每日一點至五點（即丑寅時）

，靜坐轉頭，左右轉引，倒背兩手（見圖52），捶背各九至三十六次，上下兩齒相叩，吐濁納清，咽下津液。

2. 循經運氣：練功時應循運主太陰四氣、時配足少陽膽經，隨意運氣，以達祛病養生。

3. 主治病症：風濕留滯、肩背痛、胸痛、脊柱痛、脾胃病、膝至外踝痛、少氣咳嗽、喘渴上氣、胸背脊椎痛等病症。還可主治驚恐、多夢、耳鳴、耳聾、脇痛、坐骨神經痛等病症。

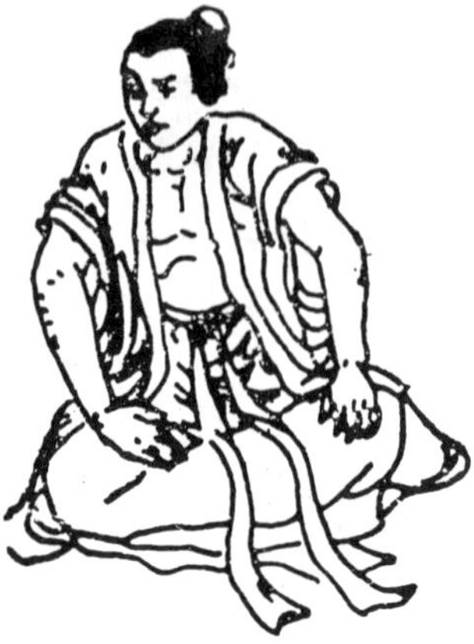

圖53

十五、白露八月節坐功練法

1. 練功方法：可選在每日一點至五點（即丑寅時），靜坐，兩手按膝，轉頭扭頸各九至三十六次（見圖53），上下兩齒相叩，吐濁納清，咽下津液。

2. 循經運氣：練功時應循運主太陰四氣，時配足陽明胃經，隨意運氣，以達祛病養生。

3. 主治病症：風氣留滯腰背，經絡受阻，聞水聲則驚狂瘧汗出。鼻衄、口渴、唇胗、頸腫、喉痹不能言、顏黑、嘔呵欠、欲棄衣裸走等病症。還可主治胃腸疾病。

十六、秋分八月中坐功練法

1. 練功方法：可選在每日一點至五點（即丑寅時），盤足而坐，兩手掩耳輪（見圖54），左右反側各九至十八次，上下兩齒相叩，吐濁納清，咽下津液。

2. 循經運氣：練功時應循運主陽明五氣，時配足陽明胃經，隨意運氣，以達祛病養生。

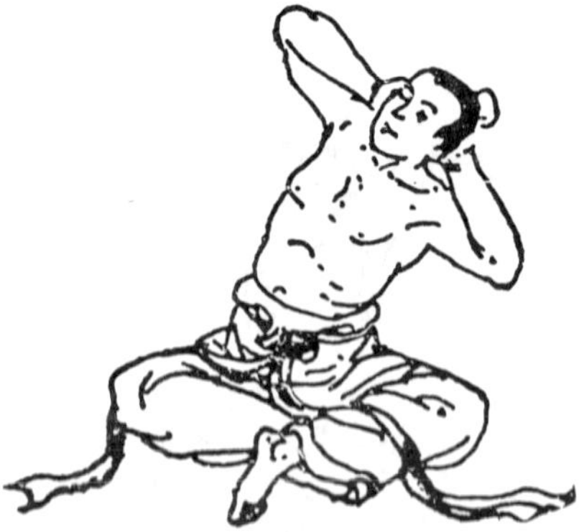

圖54

3. 主治病症：風濕積滯、脇肋腰股、腹水、腹脹腫、膝腰腫痛、遺尿失氣，賁響腹脹、髀不可轉，膕以結、消穀善飢、胃塞喘滿等，還可主治食慾欠佳、胃痛、胃酸過多和其它腫瘤疾病。

十七、寒露九月節坐功練法

1. 練功方法：可選在每日一點至五點（即丑寅時），靜坐，舉雙臂，意領氣漏身上舉（見圖55），左右下舉各九至十八次，上下兩齒相叩，吐濁納清，咽下津液。

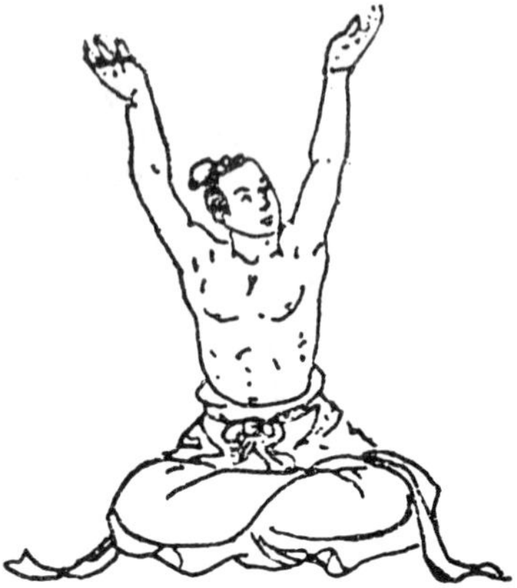

圖55

2. 循經運氣：練功時應循運主陽明五氣，時配足太陽膀胱經，隨意運氣，以達祛病養生。

3. 主治病症：清風寒濕邪，頭痛目暗，脫頂如拔、腰脊椎痛，痔，瘧癲狂病、偏頭痛、頭囟頂痛、目黃淚出、鼻衄、霍亂等病症。

十八、霜降九月中坐功練法

1. 練功方法：可選在每日一點至五點（即丑寅時），靜平坐，伸兩手攀兩足（見圖56），縱伸而復收九至三十六次，上下兩齒相叩，吐濁納清，咽下津液。

2. 循經運氣：練功時應循運主陽明五氣，時配足太陽膀胱經，隨意運氣，以祛病養生。

3. 主治病症：風濕痹入腰腳，髀不可曲，膕結

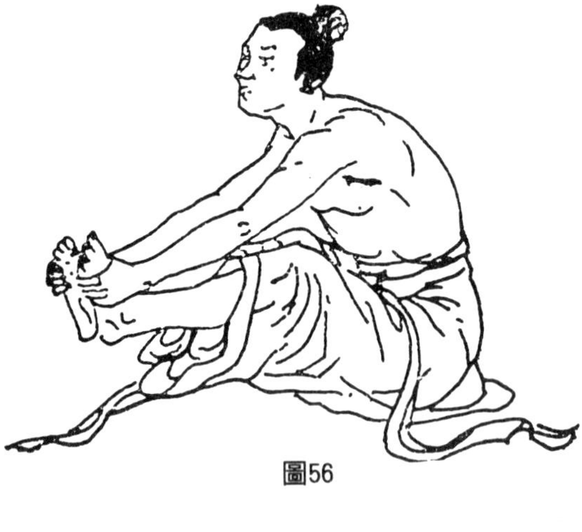

圖56

痛，頂肩背痛，腰腿膝痛、下肢肌肉痿，下肢腫脹、便膿血、小腹脹痛，欲小便不得，藏毒筋寒，腳氣，久痔脫肛等，還可主治排尿困難，遺尿，尿道疼痛等病症。

十九、立冬十月節坐功練法

1. 練功方法：可選在每日一點至五點（即丑寅時）靜坐，兩手斜推，扭頸伸頷（見圖57），左右轉換各做九至三十六次，上下兩齒相叩，吐濁納清，咽下津液。

2. 循經運氣：練功時應循運主陽明五氣，時配足厥陰肝經，隨意運氣，以達袪病養生。

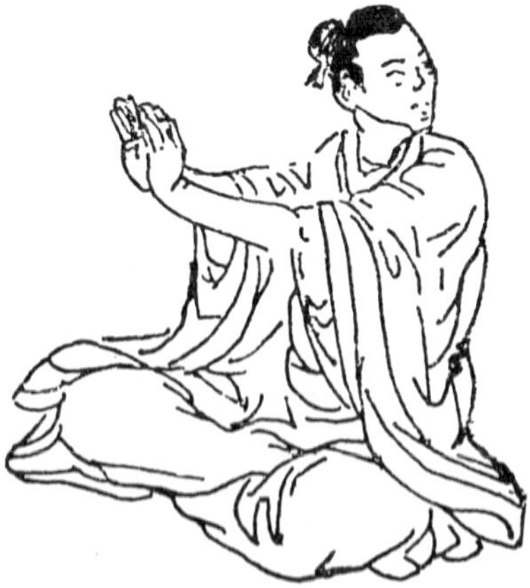

圖57

3. 主治病症：胸脇積滯、虛勞邪毒、腰痛不可俯仰、面尖脫色、胸滿嘔逆餐泄、頭痛耳無聞、頰腫、肝逆面青、目赤腫痛、兩肋下痛、滿悶眩冒等病症。

二十、小雪十月中坐功練法

1. 練功方法：可選在每日一點至五點（即丑寅時），靜坐，一手按膝，一手挽肘（見圖58），左右隨意領氣爭力各九至三十六次，上下兩齒相叩，吐濁納清，咽下津液。

2. 循經運氣：練功時應循運主太陽終氣，時配足厥陰肝經，隨意運氣，以達祛病養生。

3. 主治病症：脫肘風濕熱毒、腹腫、癀疝、狐疝、遺尿、睪疝、節肘腫、轉筋、陰縮、兩筋攣、瘀血、胸中喘等，還可主治肝病、目疾、鬱症、脇痛、眩暈等病症。

二十一、大雪十一月節站功練法

1. 練功方法：可選在每日二十三點至三點（即子丑時），起身抬膝，兩手左右上提，兩足左右踏（見圖59），各做九至三十六次，上下兩齒相叩，吐濁納清，咽下津液。

2. 循經運氣：練功時循運太陽終氣，時配足少陰腎經，隨意運氣，以達祛病養生。

3. 主治病症：腳氣風濕毒氣，口熱舌乾咽腫，煩躁心痛，黃疸腸澼陰下濕，飢不欲食，面如漆，咳唾有血，渴喘，目無見，心懸如飢等病症。

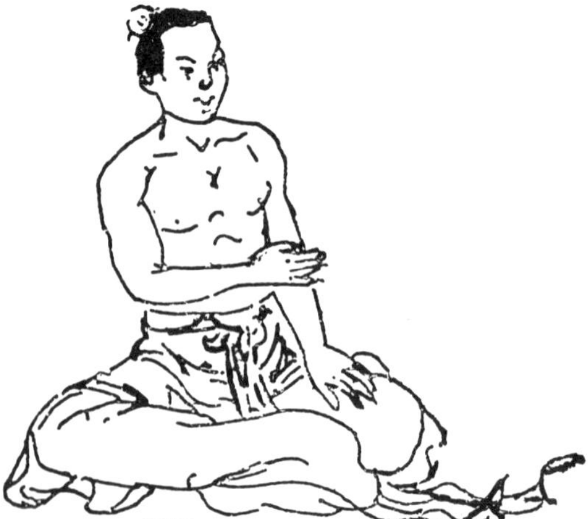

圖58

二十二、冬至十一月中坐功練法

1. 練功方法：可選在每日二十三點至三點（即子丑時），靜坐，伸兩足，兩拳按於兩膝（見圖60），左右緩緩運氣用力九至三十六次，上下兩齒相叩，吐濁納清，咽下津液。

2. 循經運氣：練功時應循運主太陽終氣，時配足少陰腎經，隨意運氣，以達祛病養生。

3. 主治病症：手足經絡寒濕，脊骨內後廉痛，足痿厥，嗜臥、足下熱、臍痛、左脇下肩背痛、胸中滿，大小腹痛，大便難，腹大頸腫，咳嗽腰冷，臍下氣逆等病症。還可主治腎病、腰痛、膝痛等疾病。

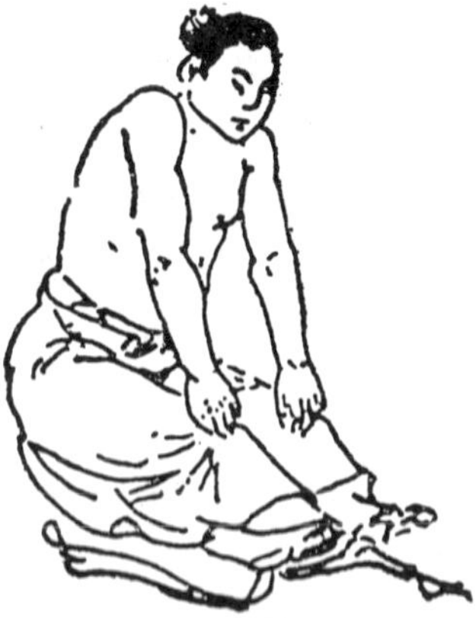

圖60

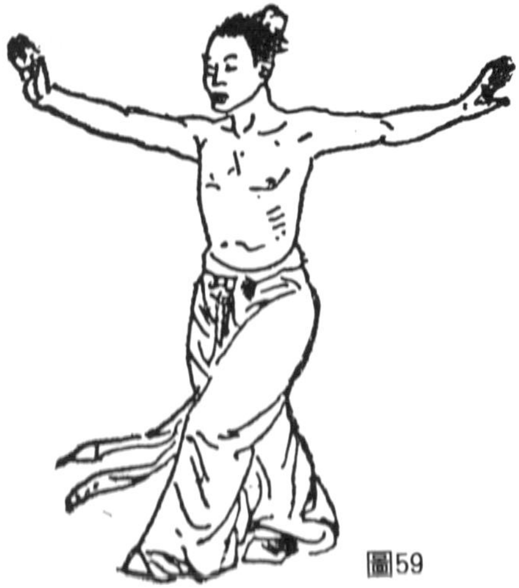

圖59

二十三、小寒十二月節坐功練法

1. 練功方法：可選在每日二十三點至三點（即子丑時），靜坐，一手按足，一手上舉，兩手交替進行（見圖61），各做上舉九至十八次，上下兩齒相叩，吐濁納清，咽下津液。
2. 循經運氣：練功時循運主太陽終氣，時配足少陰腎經，隨意運氣，以達祛病養生。
3. 主治病症：胃腔痛，食即嘔吐，腹脹，飲食欠佳，食不下煩心，心下急痛，黃疸，五泄，注下五色，大小便不通等。還可主治消瘦，食物不化等病症。

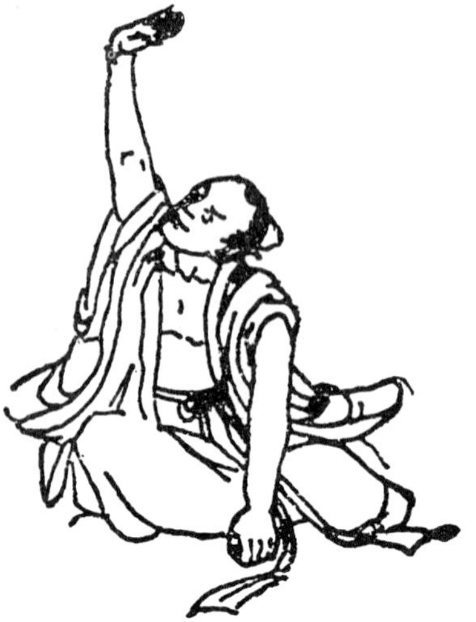

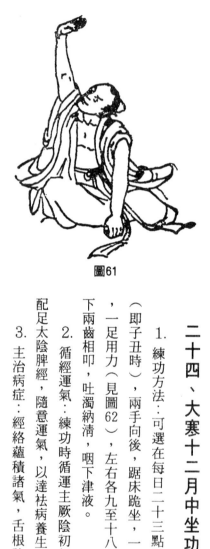

圖61

二十四、大寒十二月中坐功練法

1. 練功方法：可選在每日二十三點至三點（即子丑時），兩手向後，踞床跪坐，一足直伸，一足用力（見圖62），左右各九至十八次，上下兩齒相叩，吐濁納清，咽下津液。
2. 循經運氣：練功時循運主厥陰初氣，時配足太陰脾經，隨意運氣，以達祛病養生。
3. 主治病症：經絡蘊積諸氣，舌根強痛，

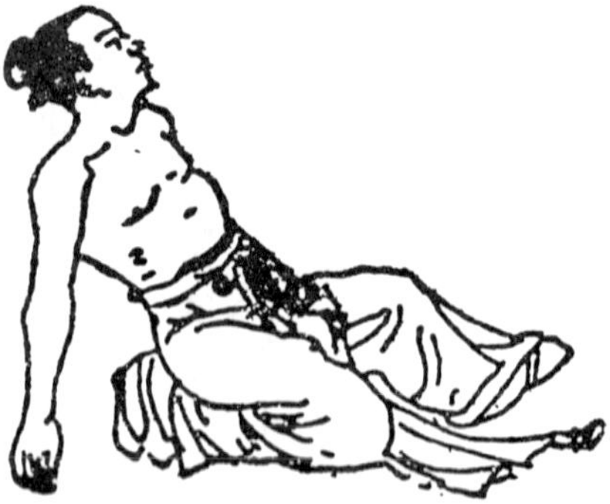

圖62

體不能動搖，不能臥，強立，膝內腫，足背痛，腹脹腸鳴，食泄不化，足不收行，九竅不通，足腫痛等病症。

二十四季節坐功練法：姿勢多樣，運氣細柔，且有配合叩齒，吐納，嗽咽等符合天人合一的氣功特點，尤其所防治的疾病種類較多，是一般氣功所不及的。這些疾病有的是經絡所屬疾病，有的是臟腑相關疾病，這些情況可能與坐功練法所遵循經絡運氣有關。根據陳摶先生所處時代，即當時社會上流行著的哲學思想為陰陽五行學說，而這種學說影響著各個科學領域，醫學界也是如此。

由於歷史條件所限，此功法挾雜著一些這樣那樣的學術思想，是完全可以理解的。但它當今我們選用並開展這一氣功療法，用它來為社會，為年老性慢性疾病，為腫瘤病人的健康服務。所以說是有一定科學價值和有實用意義的。

再從命題和方法上分析：

①、此功法是因人因時因病的變化，而練功姿勢隨之變化，使人的吐納，運動符合和順應自然環境，是此功法最獨道之處。

②、此功法在方法上是多種多樣，姿態輕鬆優美，運氣柔緩細勻，作起來感到臟腑器官

活動協調，內外相貫，聯繫緊密，使人的內環境與外環境相一致。

③、在臨床實踐中，開展此功法，是對防治老年性、慢性疾病，對腫瘤病人自我鍛鍊會有很實際療效的。但必須結合自己體質，去堅持鍛鍊。

為了方便學者理解，所以筆者在某些地方進行修改補充。本著繼承發揚中國醫學遺產，取其精華，去其糟粕的精神。以供學習參考，並和醫學界的同行們共同探討作用機理。

第五節　吐納健身功（又稱六字訣）

吐納健身功（又稱袪病延年法和六字訣），是採用吐納補瀉法中的呼吸方法，按陰陽五行六字，分別為心、肝、脾、肺、腎五臟，與三焦及所屬經絡之不同病症。運用呵、噓、呼、呬、吹、嘻六字，以不同呼吸方法進行補瀉。此法係歷代氣功家皆均重視，作者經練功實踐皆有體會，認為本功法它好處多，關鍵在於能合理選擇，「辨證施治」，方法簡便，動作不複雜，易學易懂，貴在堅持練功，均見成效。熟悉要領，不易出偏差。以防治五臟六腑疾病。此法從古相傳，至今歷代練功家都不同的練法。

作者採用吸取馬禮堂先生、李少波先生及各家之長處，結合自己練功的體會，現具體介紹吐納健身功的功法，作用機理及適應症。

一、預備式

自然站立（兩腳與肩同寬），兩膝微屈，小腹內收，提肛，縮腎。頭微上頂，兩肩放鬆，全身體重落於兩腳之間。雙目內視或平視前方，口微閉，舌輕抵上腭。兩手放置體側，虛腋含胸，兩掌心向內。凝精化氣，氣息相隨，沉入丹田。

二、功理功法介紹

共分六勢，每勢前加練「預備式」，每勢後做調息動作一至三次（即如呵字功動作相同）現分別介紹如下：

第一勢：練「呵」字功

要領及動作：預備式同前。按中醫觀點，心屬火，開竅於舌，練功時：

1. 口型：半張口，舌尖抵下腭，眼內視心臟。
2. 吐音：吐「呵」字音（喝）。
3. 動作：兩手臂由體側抬起上行，與肩同高時翻掌，兩掌心向上，後合於前胸下按，同時開口吐「呵」字音（見圖63—1、63—2），重複上述動作六至九次，調息一至三次。
4. 循經運氣：引丹田氣，起於脾經隱白穴（足大趾），沿大腿內側上行與心經相接，經極泉，止於手小指的少衝穴；另一支連接於心包經、天池、內關、至手中指的中衝穴。

5.適應症：適應於冠心病、心絞痛、心悸、心率不齊，以致調息心火之目的，還可以治療神經衰弱，煩躁不安、咽腫痛、口渴等。

第二勢：練「噓」字功

要領及動作：預備式同前。按中醫觀點認為，肝屬木，開竅於目。練功時：

1.口型：上下唇微合，舌尖前伸觸牙齒。

2.吐音：吐「噓」字音，吐音時呼氣，提肛，縮腎，收腹，一口氣吐完，用鼻吸氣，再吐「噓」字音，這一節強調，練功時目瞪口呆，眼內視肝內，意領濁氣排除。

3.動作：兩手重疊於臍下（丹田處），手放置方法男右手壓左手，女相反。兩手內外勞宮穴相疊，內勞宮按放丹田處（見圖63—3），重複上述動作六

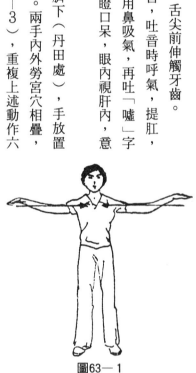

圖63—1

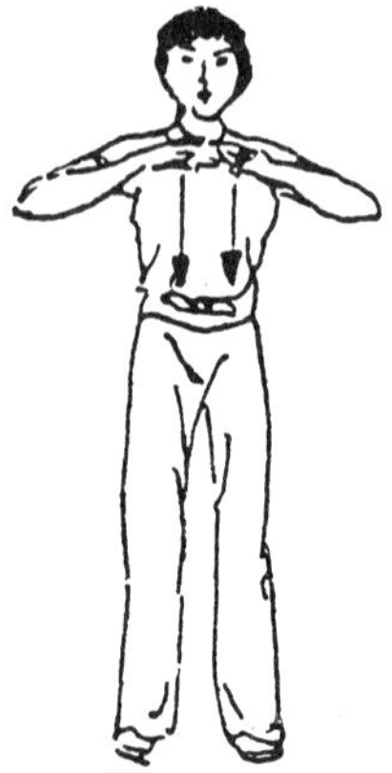

圖63—2

至九次，調息一至三次。

4.循經運氣：引丹田氣，沿肝經的大敦穴起（足大趾外側）；沿下肢內側上行至乳頭下章門、期門穴轉肺經中府，雲門，魚際經於少高穴（大拇指）；另一支自肝內上行沿喉後側，聯於眼球上行出額部至坭丸宮或入腦。

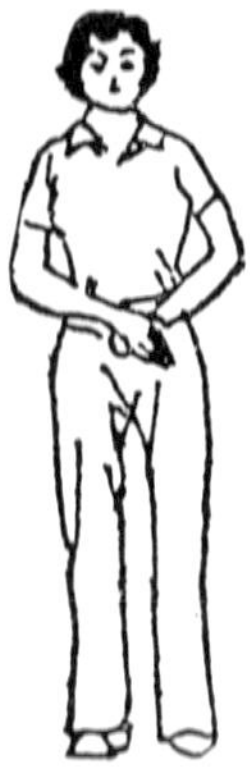
圖63—3

5.適應症：適應於肝病、眼病、無肝、眼病者練之，能強肝和增加眼部功能。對肝炎、肝硬變、肝區痛。眼部疾病有，眼散光、遠視、近視。對婦科內有子宮脫垂，月經不調等。同時還對失眠、嘔吐、腎虛的患者等經過久練能見效。

第三勢：練「呼」字功

要領及動作：預備式同前。按中醫觀點認為：「脾屬土，開竅於舌」練功時：

1.口型：口如管狀，舌平放前伸。

2.吐音：吐「呼」字音。

3.動作：右手心向上舉至下頷翻掌，左手同時下按至左胯旁，同時收腹、提肛、縮腎。兩手在頷下進行左右交換時，隨吐音呼氣（見圖63—4、63—5）重複上述動作六至九次，調息一至三次。

4. 循經運氣：引丹田氣，由脾經的隱白穴起（足大趾甲內側）沿下肢內側上行與心經相連至少衝穴止。

5. 適應症，能沿脾胃病，無脾胃病者，久練能強其功能。對消化不良、內臟下垂，食慾不振、浮腫、四肢無力、便血、口臭、便不成形、下痢、腹痛症也有效果。

第四勢：練「呬」字功。

要領及動作：預備式同前。按中醫觀點認為，肺屬金，開竅於鼻。練功時：

1. 口型：口唇微收，上下齒遇合，舌尖抵於牙齒縫。

2. 吐音：吐「呬」字音。

3. 動作：兩手緩慢升至胸前，隨讀「呬」字音兩臂外旋手心向前，然後兩臂兩體側外展，呼氣隨吐音，兩手慢慢下落，隨吸氣時兩臂自體

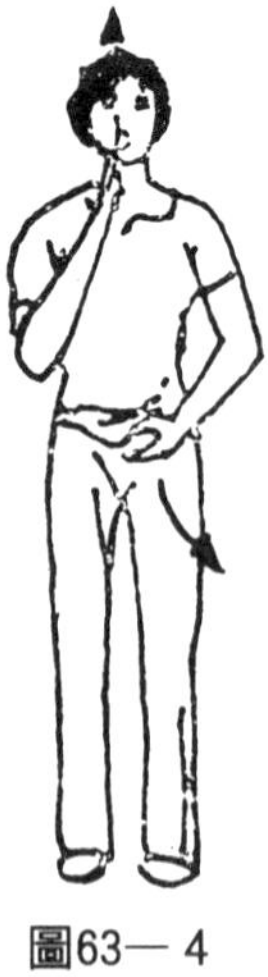

圖63— 4

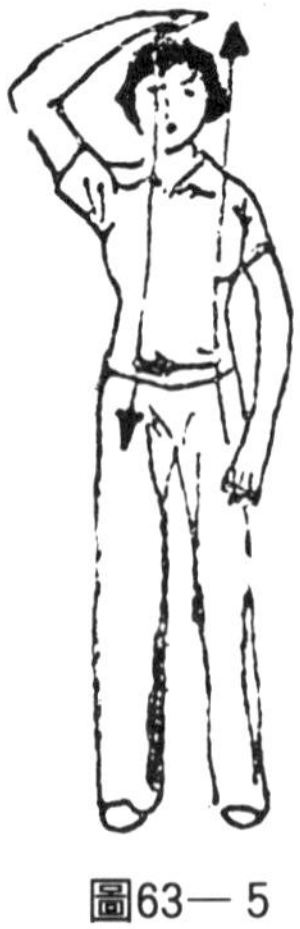

圖63— 5

抬起，反掌手心向上（見圖63—6、63—7），重複上述動作六至九次，調息一至三次。

4. 循經運氣：引丹田氣，由肺經的中焦穴起（肺上）上行至咽喉部，側行於臂內側（中府、魚肌）下行至少商穴。

5. 適應症：能治肺部疾病，能強健肺功能之目的。對肺虛、發熱、咳嗽、肩臂疼、怕冷、氣短、傷風感冒及肺氣腫，肺癌等通過練功，均收到一定的效果。

第五勢：練「吹」字功

要領及動作：預備式同前。按中醫觀點認為：「腎屬火，開竅於水」。練功時：

1. 口型：口為半圓型，舌靠裡稍前伸。
2. 吐音：吐「吹」字音。
3. 動作：兩手按摩腎俞經腋下提至腹前緩慢將手和臂抬如肩同高，即口吐「吹」字音，雙手及臂呈

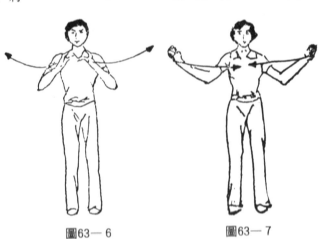

圖63—6

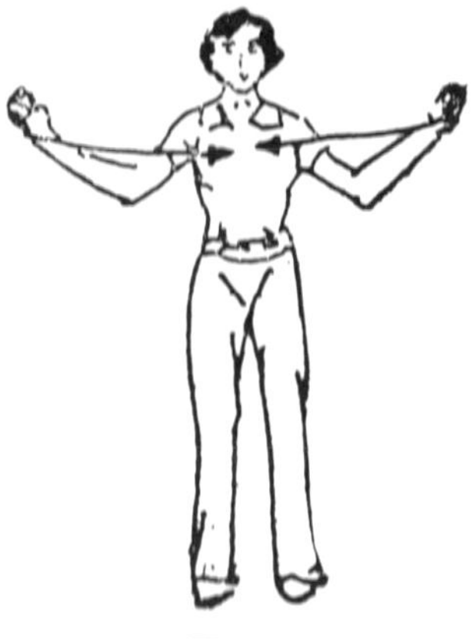

圖63—7

環抱球狀自然下落（站或蹲時上身保持身體自然正直），隨膝關節屈曲下蹲而起蹲運動，呼氣時下蹲，兩手約到膝關節時開始吸氣。再隨吸氣身體站起來（見圖63—8、63—9），重複上述動作六至九次；調息一至三次。

4. 循經運氣：引丹田氣，從腎經的湧泉穴（腳心）沿下肢後內側上行入腎，後連接心包經由前臂內側至中指（止中衝穴）。

5. 適應症：用於治療腎氣虛、遺精、陽萎。腰腿痛、氣短心慌、惡夢、脫髮、牙齒鬆動、視力減退及腎癌等。同時還可調治婦科疾病，女子帶下，月經不調等，女子經期時，少做此功防止痛經和流血現象。

第六勢：練「嘻」字功

要領及動作：預備式同前。按中醫觀點認為：「三焦屬相火」。練功時：

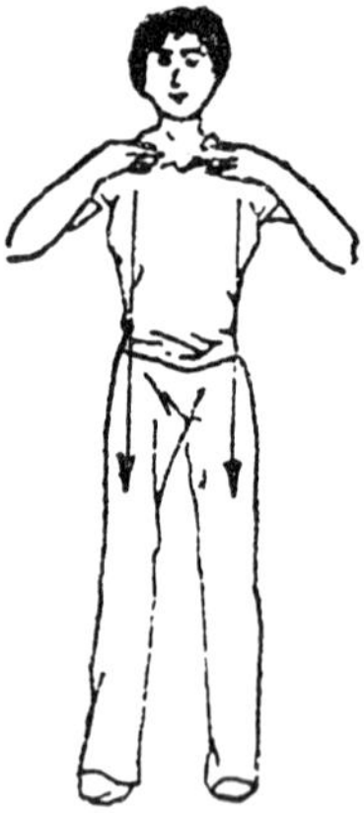

圖63—8

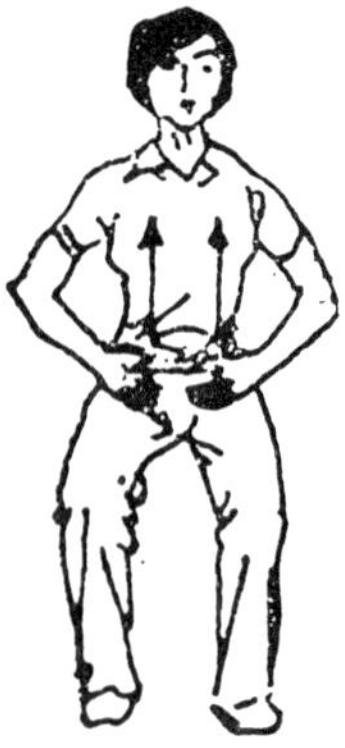

圖63—9

1. 口型：兩唇微張，稍向裡收，舌平伸收縮現象。

2. 吐音：吐「嘻」字音。

3. 動作：兩手心向上托至頷下，膻中穴處翻掌（即胸窩部），即開始呼氣吐音，掌心向外上推至頭頂部（如有高血壓者應將兩手臂向前直推）。兩掌心由外向面部而緩緩下降，隨吸氣，順體前下降於體側。（見圖63—10至63—13）。重複上述動作六至九次；調息一至三次。

4. 循經運氣：引丹田氣，從膽經的竅陰穴起（第四趾），沿下肢外側上至肩與三焦經相連接，另一枝沿臂外側至關衝穴止（第四指）。

5. 適應症：調理三焦之氣，氣不暢，胸悶氣短則可調理。對耳聾、耳鳴、咽腫喉痛及咽喉癌等可達到治療和預防的目的。平時遇事生氣，不高興時可練「嘻」字功，可自感心情舒暢，胸悶減輕，免如氣聚致病。

三、收　功

每勢功練完時須做調息動作，為收功的一種方法，是使全身達到放鬆的作用。調息要領是：重複「呵」字功的練功動作，但口不發音，是促使練功後調節體內氣息，是防止過度疲勞感或出偏差現象。

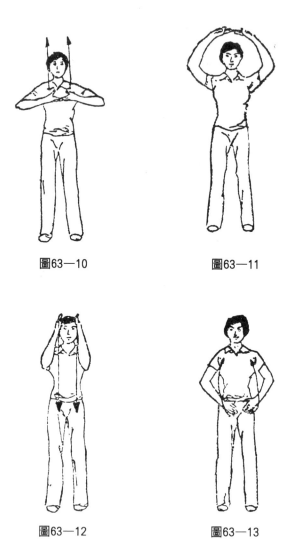

圖63—10

圖63—11

圖63—12

圖63—13

另一種是六勢功練完後，起勢調息收功法，起勢方法可採用太極拳的第一勢，起勢調息，不同的是，練完調息後，兩手重疊由上向小腹緩慢按壓臍部，以意領氣，沉入丹田。

四、注意事項

練吐納健身功次數，原則上古人曰「瀉者不過六，補者不過九」說法。古人把吐音為瀉法，吸氣為補法；所以在練功時，除遵守練功的原則，還必須因人因病，因季節的選擇練法，依病選擇單個功練時多則可練上百次。

練功時調節好全身，鬆靜舒適，意氣相合，呼吸順氣自然，呼氣時注意提肛縮腎，意領每個吐音功的經絡（或部位）運行法。

初學者原則上掌握經絡起止點，大概走行，逐步加深理解和提高，吐音的聲音，初學時先可出聲，然後聲音緩緩變小，直至聽不清為止。

還注意收功時的呼吸是鼻呼鼻吸法。應選擇清晨環境美，空氣新鮮，森林樹叢的地方進行練功，將收到最好鍛鍊效果。

第六節　氣功站樁療法

站樁療法是中國武術的一項最基本功，在我國傳統的民間武術中流傳較廣。逐步發展成為有效的醫療體育項目之一，所以稱之氣功站樁療法。據《內經素問》中稱為「獨立守神」的養生法，也近似此種功法。

氣功站樁療法是有一定的姿勢要求，有一定的意念活動和採用順氣自然的呼吸方法。也就是所謂的練功基本要求（即調勢、調意、調息）。站樁時，全身各個關節需要保持一定的角度。同時還需要一定的意念活動，配合自然呼吸法。

一、站樁療法的基本姿勢

站樁的最大特徵是使身體關節成為鈍角。避免銳角，使人感覺全身鬆弛，心曠神怡，如水飄木。

站樁常用基本姿勢以站立為主，現介紹幾種姿勢如下：

1. 休息姿勢：

操作方法：練功者兩腳成八字形分開站，與肩同寬，兩腳趾微微抓地，全身重量放在兩

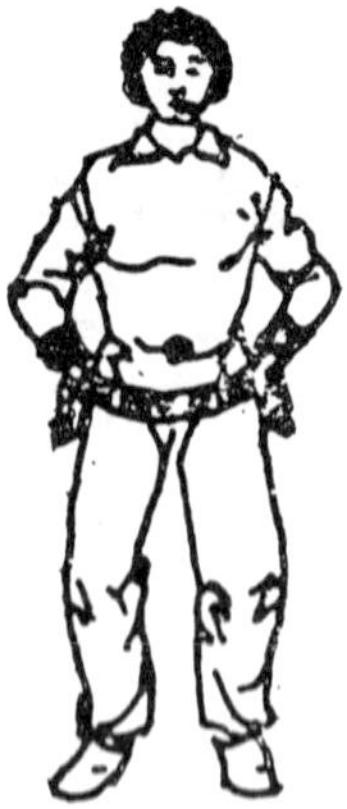
圖64

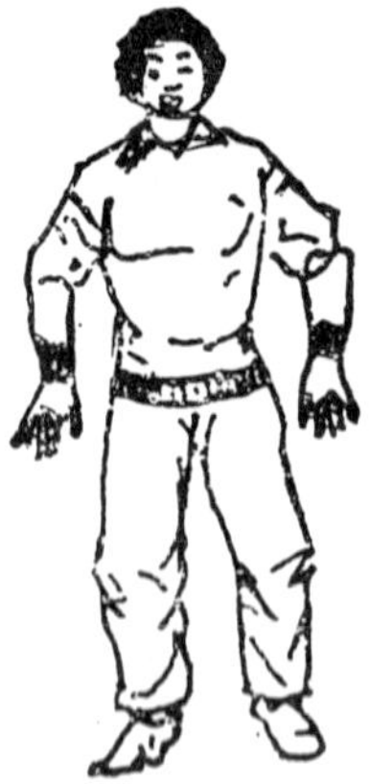
圖65

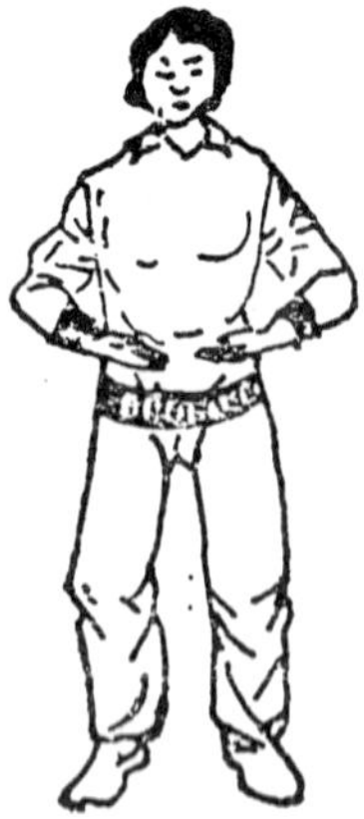
圖66

腳掌上。兩膝微曲，膝蓋不過腳尖。臀部似坐似靠，上身和腰保持正直。兩手反背貼腰（命門穴或以兩交叉壓放於氣海穴即可），臂半圓，腋半虛，身軀挺拔，鬆而正直（見圖64）。

2.按掌姿勢：

操作方法：練功者站式同1，然後兩臂稍提起，手指微曲並自然分開，指尖向前，掌心向下，如按水中浮球或浮木（此法是練太極球功和採氣方法之一），其操作同休息姿勢（見圖65）。

3.托氣勢（或托球勢）：

操作方法：練功者兩手由體側提至小腹部，兩手近不貼身，遠不過尺，手指相對相距二拳左右，手心向上，如托球姿勢，其他同休息勢（見圖66）。

4.環抱勢：

操作方法：練功者兩手抬至胸前，距胸前約一尺，手指自然分開微曲，兩手相距約三拳左右，掌心向內如環抱物狀（所謂抱式），或手心向外如撐物狀（所謂撐推式）。其他同休息姿勢（見圖67）。

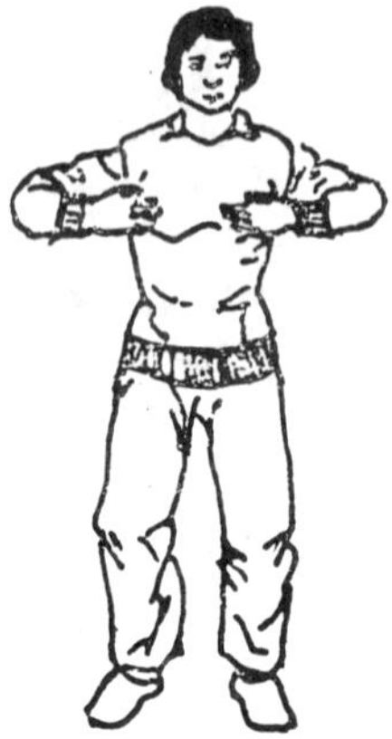
圖67

二、站樁療法的意念活動

所謂意念活動是人大腦皮層的作用下，能夠起調節神經的興奮和抑制作用。氣功站樁時的意念活動也是如此，即：一是抑制性的；一是興奮性的。

站樁功可促使大腦皮層迅速進入抑制狀態，在醫療保健上有一定的鎮靜安神作用。有意識的進行興奮性的鬆緊動作的意念活動，進而可使處於休息狀態的肌肉有秩序地收縮。這樣可以逐步增強機體機能，增長體力，實為防治疾病的有效方法。

三、站樁療法的合理時間

站樁療法的合理時間，應根據自己的體質及病情而定。一般病人十五至三十分鐘為宜，身體壯，病情輕者可酌情延長時間，身體差，病情較重者應可酌情縮時間。

但是，初學站樁練功時，應循序漸進，逐漸增加，不可急於求成。

四、站樁療法的應用範圍

站樁療法在醫療保健方面，能起到防治各種常見病，包括腫瘤等慢性疾病。長期堅持站樁療法，可以漸漸增強體質，預防疾病，延年益壽。

1. 腫瘤病人放射治療時，疲乏無力，口乾舌燥，失眠多夢者，可進行站樁療法。每晚睡前和早起練功為宜，每次練功三十分鐘至一小時。

2. 腫瘤病人化學治療時，食慾不振，消化不良，腹脹，便秘者，可進行站樁療法。每日早起和治療前練功為宜，每次練功三十分鐘至一小時。

3. 腫瘤病人手術後，體力恢復較慢者，可進行站樁療法。每日早晨和飲後一小時練功為宜。每次練功時間三十分鐘至一小時。

五、站樁療法的注意事項

1. 站樁時必須心神安寧，排除雜念，神不外溢，力不出尖，意不露形，形不破體，身鬆自如地進行練功鍛鍊。

2. 飢餓、過勞、心情煩躁時不宜練功，出現心慌、頭暈、氣感往上衝或偏差時停止練功，應對症處理。

第七節　氣功按摩療法

氣功按摩療法是將氣功按摩的方法作用於人體，具有疏通經絡，舒筋活血的作用，可使人體有關系統，器官的功能得到新的調整和改善，從而提高整個機體的各種功能。腫瘤病人自我鍛鍊時應用氣功按摩療法，可以改善症狀，增強免疫功能，延長生命。

如氣功按摩能起到影響胃腸蠕動，調整血壓，糾正心率，緩解痙攣，鎮靜止痛，復原關節脫位等作用，並能分離組織粘連以及增加周圍血液中的白細胞數及免疫功能。

一、氣功按摩的手法

氣功按摩手法靈活多樣，因人而異。治療方法，辨證施治，保健方法、多柔少剛。調整神經，多用壓法；調理脾胃，多用推拿；疏通經絡，多用按摩；強筋壯骨，多用拔法。具體操作手法與作用介紹如下：

1. 推法，用手掌、手根、手指等在皮膚上沿一定方向運氣用穩力推動。有化瘀散結，理氣去滯的作用。

2. 拿法：先運氣後用拇指與其餘四指拿起肌肉。其力到達深層有疏筋活血，調理脾胃的作用。

3. 按法：用手掌、掌根、手指放於所按部位上，一起一伏由輕到重運氣按動。其力達於深層，有消腫化瘀，散結緩痛作用。

4. 摩法：先運氣後用手掌，掌根，手指在皮膚上做活動摩擦，有通經活絡，消腫止痛的作用。

5. 顫法：先運氣後用拇指，手掌壓住一定部位有節律地顫動。有通經活血醒脾健腦的作用。

6. 揉法：先運氣後用拇指，多指，手掌或掌根在一定部位上旋轉揉動。有通經化瘀，活血緩痛的作用。

7. 搓法：先運氣後用手掌在皮膚上來回快速地搓動。有活血理氣，生熱袪寒的作用。

8. 壓法：先運氣後用拇指、多指、手掌、掌根或肘尖在一定部位上由淺入深地壓住不動。有平肝安神，鎮靜止痛的作用。

9. 提法：先運氣後拿起皮膚、肌肉之後，向上提起，到達適當高度，然後放鬆，反覆多次。有疏通氣血、散瘀止痛的作用。

10. 捏法：先運氣後用拇指與食指或拇指與其餘四指將皮膚捏起。有散結通絡、化瘀止痛的作用。

11. 拍法：先運氣後用手掌從輕到重地拍打施術部位。有活血散瘀、消腫止痛的作用。
12. 動法：先運氣後用手握住關節兩端，進行旋轉活動。有滑潤鬆活關節作用。
13. 拔法：先運氣後用手握住關節兩端，向兩面同時用力牽拉。有抗攣縮的作用。
14. 牽法：先運氣後用手握住關節第一端，用穩力牽拉。有緩攣，鬆活關節的作用。
15. 分筋法：先運氣後用拇指尖或其他指尖按壓病點，以推刮反覆動作進行分筋。有化瘀止痛，消散筋結的作用。
16. 理筋法：先運氣後用拇指或多指理順筋肉。有舒筋活血，消腫緩解疼痛的作用。
17. 彈筋法：先運氣後用拇指與食指或拇指與多指，將筋拿起彈動，有強筋壯骨，通暢氣血的作用。
18. 拔筋法：先運氣後用拇指或其餘四指在筋腱上來回拔動。有強筋壯骨，活血化瘀的作用。
19. 展筋法：先運氣後行展伸筋肉的動作。有鬆解關節周圍組織粘連的作用。
20. 舒筋法：先運氣後用拇指，多指或手掌在筋上推摩滑動。有舒通經絡，舒筋壯骨的作用。

二、腳踩療法

中國醫學稱為「踩法」是一種使用腳踩適當部位以達到治療、保健的方法。必須是練功有素的氣功師，氣能運行於足部，方能施治踩法。現簡介如下：

1. 物品的準備：將木板平鋪於地，木架立於床的兩側或雙杠式，以備用。

2. 體位的選擇：常用有三種。

(1)仰臥位：患者仰臥，肌肉放鬆，兩手平放於身體兩側，掌面向上，醫者用不同的腳法在四肢肌肉豐滿處施術。

(2)俯臥位：患者俯臥，肌肉放鬆，醫者用不同腳法在腰、背、肩、頸、下肢肌肉豐滿處施術。

(3)側臥位：患者側臥，肌肉放鬆，下面的腿伸直，上面的腿屈曲，膝關節下面放一枕頭，以不懸空為宜，上肢搭於前胸，醫者運氣後用不同的腳法在臀部，下肢處部位進行施術。

3. 腳法：有腳推法、腳搓法、腳揉法、腳壓法、腳顫法、腳拔筋法、腳點法等。

三、器械法

以器械代手，其力深透，適用於肢體各部。器械法多用於治療腰、腳痛，感覺遲鈍等病症。其按摩器械有丁字形、拐杖形、杠杆形、滾輪形、手拍形、鹿角形等。丁字形多用於軀幹，四肢部；拐杖形多用於背腰部，臀部；杠杆形多用於腰背部、四肢部；滾輪形多用於背部，下肢部；手拍形、鹿角形多用於肢體各部。

四、臨床上常用反應點與穴位

根據中醫臟腑學說，臟腑與體表密切相關。當內臟發生疾病或功能減退時，必然經過經絡反應到相應的體表，產生各種異常反應點。如皮膚表現有皮膚濕度變化，皮表或粘膜粗糙、皮下結節，皮下積液，肌肉表現有肌肉緊張或鬆弛，肌腹隆起或凹陷，酸脹疼痛等。

常用的反應點與選穴：

1. 呼吸系統疾病的反應點，多在肺經和背部俞穴上，如肺俞、中府、曲池、身柱、大椎等穴位。
2. 循環系統疾病反應點，多在心包經和心經及背部俞穴上，如胃俞、心俞、郄門、巨厥等穴位。
3. 神經系統疾病反應點：多在心經、肝經穴上，如百會、肝俞、神門、身柱等穴。
4. 消化系統疾病反應點：多在胃經穴上，如胃俞、大腸俞、中脘、足三里等穴位。
5. 肝臟系統疾病反應點，多在肝經和膽經穴上，如肝、膽俞、期門、日月、陽陵泉、太衝、膽囊等穴。

6. 泌尿系統疾病反應點：多在腎經和膀胱經穴上，如腎俞、中極、築賓、氣海、命門。

五、氣功按摩部位及注意事項

氣功按摩部位的選擇與十二經絡走行選穴，配穴理論上相似之處。氣功按摩療法是點、面、線三結合的一種治療方法，而結合局部與全身的整體療法，即氣功局部按摩，氣功循環按摩，氣功反應點按摩，臟腑俞穴按摩，臟腑相合按摩等。下面簡述幾點：

1. 頭、面、耳部氣功按摩法：

(1)頭頂部氣功按摩法可治療頭頂部疾病並提高大腦皮層功能，如百會穴治療頭頂痛、失眠、脫髮及改善腫瘤病人神經反應遲鈍現象。

(2)前頭頂部氣功按摩法治療頭頂部疾病並能改善人體運動功能。如選上星穴治療前頭痛及四肢乏力。

(3)顳部氣功按摩法治療側面頭部疾病並提高聽力，如率谷穴治療偏頭痛和耳聾（還可配風池）。

(4)前額部氣功按摩法治療前額疾病並提高嗅覺，如選額中、印堂穴治療前額痛及鼻閉和嗅覺功能減退（可配上下迎香穴）。

⑸顴、頜部氣功按摩法治療面及口腔疾病，如下關穴治療面肌痙攣和齒痛。

⑹耳部氣功按摩法加強和改善機體器官各種功能，如耳垂治療咽喉痛和感冒，耳輪部治療疲乏等病症。

⑺眼部氣功按摩法治療眼科疾病和心動過速、肝臟疾病等。如選睛明穴可主治近視、淚囊炎。

2. 頸、肩、背部氣功按摩法：

⑴頸項部氣功按摩法治療頸部、咽喉、腦及胸腔疾病，如選風府穴治療頸痛，咽喉痛，後頭痛；風池穴可治療眼病及腦病，還預防感冒和清醒腦的作用。

⑵肩部氣功按摩法可治療肩、背部疾病，如選肩井穴治療肩腫痛、肩周炎、頸椎病。

3. 腰背、骶髂、臀部氣功按摩法：

⑴背部氣功按摩法治療背、胸、腹腔及四肢疾病，如身柱穴可治療背部痛、哮喘、失眠；至陽穴治療胃痛、背痛、頭暈等病症，各俞穴治療相應臟腑疾病（心俞治療心病，肺俞治療肺病，腎俞治療腎病）。

⑵腰、骶部氣功按摩法治療腰骶、臀部、腹腔、下肢疾病，如腎俞治療腰酸、失眠、遺尿，環跳穴治療髖部、坐骨神經痛和腫瘤病人腰腿痛。

4. 胸腹部氣功按摩法：

⑴胸部氣功按摩法可主治胸壁、胸腔、咽喉及上肢疾病（包括腫瘤），如選中府穴治療胸痛、哮喘及慢性氣管炎等。

⑵腹部氣功按摩法可主治腹壁、腹腔及下肢疾病（包括腫瘤），如選中脘關元氣海穴可主治胃病、子宮後傾；選中極穴治療尿瀦留、尿頻、夜尿症等。

5. 臂手部氣功按摩法：

⑴臂部外側氣功按摩法可主治臂外側及肩胛部疾病（包括腫瘤），如選三陽絡穴可治療臂痛，肩胛痛等。

⑵臂部內側氣功按摩可主治臂部及胸腹部疾病（包括腫瘤），如選內關穴可治療正中神經痛，心悸，胃病和胃癌等。

⑶手掌面氣功按摩法可主治手掌面、臂內側及胸腹疾病（包括腫瘤），如選勞宮穴可主治正中神經痛、心悸、痛經及腫瘤等。

⑷手背部氣功按摩法可主治手背部、肩部疾病，如選合谷穴治療三叉神經痛，面神經痛和口腔疾病（或腫瘤）等。

6. 足部氣功按摩法：

⑴足背部氣功按摩法可主治足

(2)足底部氣功按摩法可主治足底面、腿內後側以及胸腹腔疾病或腫瘤，如選湧泉穴治療坐骨神經痛、小腹痛或腫瘤等症。

7. 腿部氣功按摩法：

(1)腿部後側及外側氣功按摩法可主治腿後、腿外側及腰背部疾病或腫瘤，如選殷門穴可治療坐骨神經痛、腰背痛、足三里可治療腓神經痛、胃痛或腫瘤以及調理全身臟腑功能。

(2)腿部內側氣功按摩法可主治腿部內側、胸腹腔疾病，如選三陰交穴可治療小腹痛、失眠以及性功能障礙等症。

8. 氣功按摩注意事項：

(1)應採取適當體位（便於醫者操作體位）令患者寬衣、鬆帶、全身放鬆、自然呼吸。

(2)醫者施手法時，力量要先柔後剛，先輕後重，由淺入深，柔和深透，速度均勻。

(3)腫瘤局部不宜按摩，感染、化膿、破潰等只能採用氣功導引以祛病氣，達到治療目的。

(4)操作中出現不良反應時應暫停按摩，休息片刻。或採用相應補救措施，使之消除不良症狀。

第五章

少林五形氣功

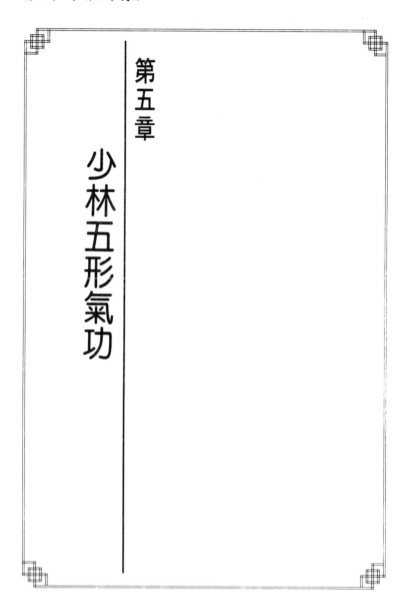

第一節　基礎五步功

少林五形氣功，是根據練功的五種形體而組合的，它是中華氣功的精粹，已有數千年的歷史，是少林和尚根據「廣大圓滿無礙大悲心陀羅尼」經咒長期演變而成的。「陀羅尼」經咒是佛家養心、養性必修課題：由天竺僧達摩傳入嵩山少林寺，至唐代時，少林僧覺經中所言極抽象，且靜坐長久，但覺「頭腦昏沉，手足亦無所措，將經文咒句通過形象的肢體運動演變出「五形氣功」。

於是便有了佛教坐禪功法，也叫悲心陀尼功，乃「經咒」，一咒一句一個動作，其動作與咒語描繪的形象，近似動物形象，如龍、鳳、獅、猿、熊等，流傳至明末時。該氣功在陰陽五行理論指導下，融匯了古人練功精華。

古人在幾千年前已認識了人的生理變化與環境時間是緊密相切的，提出了「人與天地相參也，天有日、月、星、風、雷也」，天為一大天；「人有心、肝、脾、肺、腎」，人為一中天，「地有金、木、水、火、土」，地為一下天；大小月三百六十天為一年，一年分為四季春、夏、秋、冬，人三百六十天為一歲，「人亦應之」的觀點。人類一切生物要生存和發展，必然順乎環境的周期變化，這是一個自然規律。對維持機體的健康起著重要作用。當機體和環境的周期變化不相適應時，就會引起機體發病。

中國醫學十分重視人與自然的周期變化關係，認為晝夜、四季和年月的變化是人體生理機能變化的原因，人類應該遵循和掌握這個生物節律性，順之則健康長壽，逆之則致病早亡。總之，按照《內經》中提出養生最好的方法就是能夠把握住太陽與月亮運行的日夜周期的變化，生辰排列的變化，四季氣侯的變化，使機體變化與之相適應，所以只能順乎自然的生命節律性的變化方能夠延年益壽。

所說五行指金、木、水、火、土。有關五行之論，歸結述之：

①五行以方位而論為：東屬木、西屬金、南屬火、北屬水、中屬土。

②人內有五臟，外有五官者與五行相匹配，其論為「日心火相屬」；「月肝木相屬」；「星脾土相屬」；「風肺金相屬」。

③內五行而論為：「舌通心、目通肝、鼻通肺、耳通腎、人中通脾」。

④五行相生而論為：「金生水、水生木、木生火、火生土、土生金。」

⑤五行相剋而論為：「金剋木、木剋土、土剋水、水剋火、火剋金。」

⑥五行相而論為：「金見日、木見月、水見星、火見風、土見雷」。

⑦五行之利而論為：「木旺春、火旺夏、金旺秋、水旺冬、土旺四季」。

無極生太極、太極生兩儀、兩儀生三才、三才生四象、四象生五行、五行生六合、六合生七星，七星生八卦、相生相剋之道。

內經所述：即先天後天在人體中存在都不離五行八卦的形體，中醫治病也以五行之形，按相剋之理，還治五行之身。練習少林五形氣功也無非是用五行之象，鍛鍊五形之身，指練功時的五種形體動作，其道理也就在此。

關於練功與子午流注的關係。

這裡主要介紹氣功中的時間、方向問題，也是一起同大家探討。根據中國醫學的「子午流注」（指現代西方國家生物鐘）論述為人體的氣血循行，從「子」時（半夜為「子」時，陰至極），到午時（日中為「午」時，陽最盛）。

從午時到子時（「子午」是十二支中的兩個時間辰，在一天中，「子」和「午」時是陰陽的分界點），隨著時間的不同而出現周期性的盛衰開闔，開時氣血就盛，闔時氣血就衰，如能掌握這個規律練功，便能順水行舟，更迅速地獲得功效。在臨床治療上將指導氣功外氣、氣功點穴、針灸、按摩等起著重要作用。

子午流注與中醫的經脈有著密切聯繫，它將對練少林五形氣功時起著重要的作用，為提高練功效果與子午流注的內在聯繫，按子午流注與氣脈和經絡、時間和方向的關係，介紹如下：

子時　氣脈流行膽經　夜間十一時至一時

丑時	氣脈流行肝經	夜間一時至三時
寅時	氣脈流行肺經	晨前三時至五時
卯時	氣脈流行大腸經	早上五時至七時
辰時	氣脈流行胃經	上午七時至九時
巳時	氣脈流行脾經	上午九時至十一時
午時	氣脈流行心經	中午十一時至一時
未時	氣脈流行小腸經	下午一時至三時
申時	氣脈流行膀胱經	下午三時至五時
酉時	氣脈流行腎經	下午五時至七時
戌時	氣脈流行心電經	夜間七時至九時
亥時	氣脈流行三焦經	夜間九時至十一時

子午（地球經線），卯酉（地球緯線），也是每日十二時辰的四個等分的平分時間。自然界的陰陽氣候有偏於人體的氣脈是息息相關的。因此，練功者能將「周天運行」的運動能循著正規「子午流注法」行經，能如期開合而造升降，周而復始，循環流注。

所以，根據人體內氣的運行規律和受自然大氣影響等因素，認為一天中寅時和卯時（早上三至七時）最適宜。

一般寅時指晨間三至五時，卯時指早上五至七時，為練功最佳時間。因為寅卯時內氣正運行於肺和大腸經，肺與大腸相表裡，其氣相通。肺氣為少陰之氣，功能主收斂，即緩緩地吸收能量。而清晨三時至七時的自然之氣，因受旭日的影響，正處於少陽初升狀態。少陽之氣功能主生發，即緩緩地發放能量，因而在此時練功一發一收，就好似飢餓時遇到美餐一樣，吸收得特別好。另外，從練功火候上說，卯時丹田之氣最旺盛。

從現代醫學觀點來認識這個問題：人在早晨睡醒前激素的分泌達到高峰，血漿中鐵的濃度也最高，在夜間副交感神經處於緊張狀態，易積能量，所以在每天寅時練功最適宜，能有效地發揮體力，而疲勞最小。

關於練功方向衆說紛紜，根據中醫的陰陽五行學說，東方少陽之氣與人體肝氣同質，南方太陽之氣與人體心血同質，北方至陰之氣與人體腎氣同質。人體與自然界存在著「同氣相求」的機制，內氣與大氣之間能夠互相交流。在此作用下，腹為陰，接地氣，故面朝的方向為內；背為陽，接天氣，故背朝的方向為外。

而現代科學工作者認為，地球是一個大的磁場，南極和北極是兩個磁極。磁力線於地球上南北貫通，並掠過地殼，再返回地球內部。而在我們身上，也有經絡系統遍布周身，循行方向是縱向的，它是符合前述的「子午流注」之說。這裡所謂的「子」是南方，「午」是北方。可見練氣功時，臉朝南或北時，效果最佳。

中國醫學上有論述，所謂「順應自然，合乎生理，氣血暢通，經絡無阻」。其意思是人體的經絡與地球的磁力線方向一致，血液在體內的循環則暢通無阻。人們練功實際上也是順地磁方向，漸以促使人體的生物磁磁化，從而提高練功效果，加速人體正常代謝，改善血液循環狀態，所以面向南北練功效果顯著。

息功——練氣關鍵是調呼吸

我們習練少林五形氣功，很注意形意的結合，缺一不可。首先強調必須學會以意行氣、以意悟氣、以意引氣、以意領氣、以意運氣（簡稱為五意和五氣）。即用自己的意志，來調節控制呼吸的節律次數和深度。

使呼吸的節律由初級方式，即勻、細、柔、長的呼吸方法。再緩慢進入中級的呼吸方法，即在中級呼吸方法基礎上，要將注意力集中並貫穿到五意中去。每分鐘的呼吸次數由十八次漸漸減少到六至八次，這乃是氣功鍛鍊的最高級階段。

凡練氣功者，須習練順氣、養氣、換氣的呼吸方法，做為增強肺部的氣體交換能力。要練習使呼吸通暢柔長，關鍵在於掌握以下四步：

1. 自然呼吸法（練功一周）：練呼吸時，要求調息順氣、以先呼後吸，呼氣時用鼻或口做長出氣，吸氣時用鼻徐徐吸入，短時間可使呼吸自然走上順氣的軌道。

2. 丹田呼吸法(練功二周):要學會養氣、換氣,須全身鬆靜,神凝氣和,呼吸順其自然,呼氣時要收腹,吸氣時要鼓腹。深呼淺吸,以意行氣,悟運丹田,使氣達於全身各部,反覆練習之後,可使各組織細胞的活動增強,加強中樞的健全功能,此乃所謂的丹田呼吸法。

3. 內氣外放法(練功三周):在上述方法基礎上,能即以五意五氣練功,在此可使周身的氣血初步得到貫通,即任督二脈貫通,再繼續以五意五氣為前導,將氣自然的歸送入丹田,並能悟守丹田,由自然呼吸進入腹部呼吸、丹田呼吸等三步,任督兩脈通順無阻。堅持練功四周後,就可在五意五氣的指導下,將氣引到周身某部病灶。將氣運到自己的手指或掌心、循經點穴或按摩,以達自身治療或為別人發氣治病。

4. 健身防病:長年堅持鍛鍊,既能除百病健身,又能內氣外放,通過掌心達於體外而成外氣。達到此步可貫通五竅,心身交融,使精力充沛,身體健壯,起防老延年益壽的作用。

意功——練氣的關鍵是調意念

意功指練功中的意守問題。它指練功者調整大腦皮層的意念活動之後,有意識地意守某種感覺或現象。意守乃「持一念代萬念」之法,此有收心斂神的作用。

《淮南子》中述：「事其神者神去也，休其神者住也。」闡述了諸心正念的養神方法。進一步證實，在練功實踐中所運用的守竅，內視、返聽、系緣、和中、抱元等方法，皆旨在意守某事某物，而達到意識入靜之目的。因此，上述方法都屬於意功的意守範圍，對於五形氣功意守方法歸述以下五種：

㈠隨意數息法

指練功時的隨意念數呼吸的次數的方法。對於初練功者，常常由於雜念橫生，思緒萬千，難以入靜，令人苦惱。此時無法平靜，切忌心生煩躁，怨天尤人。應聚精會神，貫注入隨意數息法調練。練功時，具體方法：默數呼吸連續計數（一呼一吸為一數）。古代名醫扁鵲，也認為練功時應用計算呼吸的方法，是調節呼吸入靜的途徑，對於一些失眠的人，宜用隨意數息法幫助入靜，集中思想，排除雜念，隨意計數呼吸。這樣全身就會逐漸進入安靜狀態，達到入睡。

一般隨意數息百餘次，待心平意靜，思想安靜下來，感到周身舒適後，就不必再連續數息，可繼續練隨意數息法，採用此法既有助於排除思想雜念，又可起到週整呼吸作用。適用於神衰、失眠及慢性疾病鍛鍊。

㈡隨意默念法

指練功時，以默念數字而鍛鍊的方法。排除雜念有助於練功。具體方法是：用意默念，不要念出聲音，根據練功具體情況，有針對性的辨證選擇，默念數字。如細菌感染灶或癌症灶，可以默念「殺死」，排淸體外詞句、真正在思想意念上默念這些詞句，而且要使機體確是按照這些詞句在生理上有良好的變化。

因為這些詞句本身通過第二信號系統，對練功時確實起到特殊的治療作用，從而通過練功默念、數詞，使患者心情舒暢，身體放鬆，思想安靜，使身心獲得健康。

㈢隨意放鬆法

練少林五形氣時，首先選好姿勢後，用意識引導全身部位放鬆的方法。開始從頭部到腳部逐個部位達到放鬆。以頭部鬆、頸部鬆、肩部及手部鬆、胸部鬆、腹部鬆、大腿鬆、小腿鬆、足部鬆。也可採用前後正中線、兩側線放鬆的方法進行隨意放鬆法。

㈣隨意運丹法

練功時，以丹田運轉為主的鍛鍊方法。首先熟知丹田位置、丹田之說及古書所述，各家都不一，但古經中外綜合論述為，有上、中、下、前後丹田之說，本功的丹田上指百會、中指臍下氣海穴處，下指會陰部。還有認為上丹田指印堂，中丹田指膻中，或臍下一・五至二寸處等等。我們強調練功時，以上、中、下丹田逐漸最後穩踏兩湧泉之即可。古人論丹田之說：丹田是滋養周身的重要部位，並有呼吸出入繫乎此，陰陽開合存乎此。之火能使身體皆溫，之水能使臟腑皆潤，關係周身性命，此中一線不絕，則生氣一線不亡的說法。

而中國傳統醫學認為，按陰陽五行理論，丹田是中央戊己土，這一竅通五臟六腑，十二經十五絡。同時還論述，丹田的中心適當衝脈與帶脈交叉關，形如「田」字，為修練內丹之地，故稱為丹田。此外，男子之精宮、女子之血海，所在之處，也是歷代養生家都很重視的，古有「丹田是氣海，是人體練丹的地方，能消呑百病之說。上述丹田部位的重要性，也說明了它是內氣外放、外氣內收的基地，又稱為「藏氣之源」。

練功具體方法是：全身放鬆，心平安靜，以意領氣，行丹田壓縮法、運揉丹田法、拍打丹田法。

1. 丹田壓縮法：指練功時，用意領氣內視將腹部一壓一縮的方法。

2. 運揉丹田法：指練功時，用意領氣內視的左上下、右下上等旋轉法。

3. 拍打丹田法：指練功時，用意領氣輕拍打丹田處的方法。此拍打法為少林拍打功，鐵布衫等方法。以肢體內外側拍打，用丹田處拍打的方法。

上述隨意運丹法，初練功者，務必精神要集中，要心神安定，一定用自己的意識假想把氣領到丹田，然後再進行鍛鍊，使周身一步一步的見功效。堅持四周後，一定能收到健身心，通氣血的初步功效。

㈤隨意周天法

指練功時，以意為主，隨周天呼吸為準則，其實是在練功中的自我感覺現象。具體練法

：當進行隨意周天呼吸法時，由丹田行至尾閭循督脈上升，沿任脈下降，一升一降，周而復始。氣流運行沿任督循行為一寬闊深厚之帶，故稱隨意周天法。

為了早日實現通周天，可採用速成隨意通周方法，即前三步（又稱前三田）、印堂、膻中、氣海。後三步（又稱為後三田），尾閭、夾脊、玉枕、進行循環意守。此前後三步法，也有人稱為前後三關的說法。

總之，以連點隨意法，將六步法相續成帶，帶帶相連而成環狀的境界。最後周而復運，運而無端、隨意任運、專心淨悟，久練者，則前後三步法化為一體。於是任督匯一，循環一周，此時自感體驗到一種氣功態的沉浮感，人覺得全身輕飄又沉浮，清爽又自然，周身如同騰雲駕霧，似坐飛機之感。在治療健身方面，能增加人體新陳代謝，增強體質，同時對戰勝一切疾病起到積極作用。

丹功——指練功關鍵強丹氣

㈠丹田的作用

歷來練功者，都很重視意守下丹田，即意守臍下小腹部即可。這些養生家都注意強調丹田的重要，他們把練功的希望都寄托在這裡，認為這是人體練丹養生的好地方。古人還認為，丹田是滋養全身的重要部位。《中國醫學大辭典》記載：「少腹為男子之精實，女子之胞宮所在」也是練內丹的地方。古人論述，丹田是氣海，能消除百病。現代醫學認為，腹腔神經叢相當於丹田部位，認為此部位很重要。

綜上所述，丹田部位非常重要，關鍵在於它有利養生健身袪病，也是儲氣和發放外氣的庫室（寶地）。

㈡丹田的練法

丹田的練法，參考各家「丹田」功法，如何練丹功方法，我認為首先弄淸練功道理，歸納三種道理：

1. 練精化氣：練精化氣是指練丹功時，要保持精神集中，排除雜念，體鬆意靜，氣沉丹田，視若無人的境界。

2. 練氣化神：指練丹功時精神舒暢，能隨意運氣，通達於四梢，如力托千斤而面不改色。

3. 練神還虛：指氣功練到健身，人似返老還童，使氣血百脈暢通無阻，步伐矯健、身體輕靈，有內勁而無外動之感。這是所謂丹功（周天功）練通之後的情景。

通過認識和理解上述的練丹功道理，就很容易掌握練丹功的方法。對初練氣功者，如何克服精神一時不易集中呢，必須首先使練功者平心靜氣、心神安定下來。要運用自己的意識領氣同唾液一併意想，隨呼吸進入丹田部位，然後守住「丹田」而入靜，方能達到增氣、生氣、養氣的目的。

上面談的是道理，下邊介紹幾種具體練功方法：

1. 丹田呼吸法：

練功時，一般採用站或坐位姿勢即可。以鬆靜自然、心平氣和、隨意領氣、同唾液而入達至「丹田」。大腹部及肛門部鬆弛、稍停片刻，然後提肛、收腹，使氣沿脊柱上行，收「丹田」之氣用意念引導至兩上肢（內側）手三陰經到達勞宮穴。反覆鍛鍊體驗，感到有一定程度的手心發熱感。

2. 丹田拍打法：

練功時，一般採用站或仰臥姿勢即可。要求全身放鬆，在練丹田呼吸法基礎上進行此功。丹田拍打促進氣循經而行，有利於外氣的發放。具體方法：隨意領氣，拍打下腹部丹田，上行拍打胸窩部（膻中穴），再上行沿胸上肢內側而拍打。總之，以意領氣進行拍打，可採用單拳（掌）或雙拳（掌），由輕逐漸加重。

3. 丹田運轉法：

練功時，一般採用站、坐或仰臥姿勢即可。要求全身放鬆，自然呼吸，以意領氣，將右手壓左手上，交叉貼在小腹部，從右上右下至左下左上以臍部丹田處為中心運轉，然後再以左上左下右下右上臍部丹田處為中心運轉。每次練功時強調意念，隨手部及丹田部位，勿過用力。每次練功左右各運轉百次。此法主要是起增強內氣，助於改善胃腸功能，增進食慾的作用。

4.丹田意念法：

練功時，一般採用站、坐或仰臥姿勢即可。要在丹田運轉法的基礎上進行，但此法要求練功時，將左右手交叉貼於腹部丹田處，強調內視，用意念運轉，也是以右上右下至左下左上的方向意念運轉，然後相反方向進行意念運轉。練功時感到腹部暖熱、舒適，本法進一步增強丹田氣，是靠意念強化的功夫，助於改善胃腸功能，增進食慾，對食慾欠佳、失眠、神經衰弱、胃腸功能紊亂等有治療和保健作用。

5.丹田導氣法：

經過上述四種練法之後，此法初練時應以選擇仰臥位最佳。當前幾種練法能運行自由時，也可採用站、坐位練功。具體方法：在前種練法基礎上，隨意進行丹田前後鼓蕩法（指收腹鼓肚），當鼓蕩自如時，在進行隨意導氣（或叫引氣），兩大腿至腳心湧泉穴，在引氣上注入腹部丹田，稍片刻，在導氣上行至中丹田（膻中穴）。胸部至雙臂內側及手掌勞宮穴，在導氣回收原路回注上下丹田部位，整個導氣活動可隨手勢進行，每次練功十五至二十分鐘即可。此法主要用於發放外氣，有改善胃腸功能作用。其練功原則為，外導發氣、內導收氣、上導發氣，下導收，每次導氣時意念貫入丹田。

養功——指練氣關鍵是練養「精、氣、神」

中國醫學認為疾病的發生、發展、轉化、結果，是人體內「正氣」與「邪氣」相互鬥爭的結果。認為正氣存內，邪不可侵，邪之所犯，其氣必虛。「正氣」指人體內的「元氣」具有抵禦疾病的能力。

「邪氣」指外界各種致病因素，為元氣不足，身體虛弱者，邪氣趁虛而入，就易患病。所以堅持氣功鍛鍊，有流通經絡，調和氣血的功能，久之元氣充足。元氣漸足，則邪不可干，就可達到精滿、氣足、神旺。有扶正祛邪、防病治病，健身益壽的目的。

道家氣功認為「精、氣、神」是人的三寶。神者身之本，氣者神之主，形者神之宅也。現代人認為，精、氣、神是維持人體生命活動的重要物質基礎，故此，按古人稱之為：「天有三寶日月星，人有三寶精氣神，地有三寶水火風，會用三寶天地通。」這些生命現象及其變化的根本。練五行氣功，其中也非常強調精、氣、神的鍛鍊，指內練一口氣（精、氣、神），外練筋骨皮（指四肢百骸）。同時還重視練先天氣功，即按天、人、地、三元、天元為大丹，即現在人們常講的「性命雙修」。人元為金丹，乃接命之術，指練築丹田之氣。地元為神丹，乃服食之道。對此，我們還必須進一步了解精、氣、神的物質基礎與功能。

精，指的是構成人體的基本物質，也是人體各種機能活動的物質基礎。那麼，精又分為先天之精和後天之精。先天之精是受於父精母血所結合，來源於先天；後天之精是指飲食營養滋培生化而成的，這些物質精華，又都貯存在以人體腎為主的五臟之內，所以又稱為臟腑之精。

氣，是維持人體生命活動不可缺少的精微有用之物，它有產生於精，又能化生精，變生神的功能活動。

神，是人的思維及意念活動，亦是精、氣的外在表現。所以，精、氣、神雖有不同的名稱，但三者互相依存，互相促進的形式存在。「精」的生化有賴於「氣」的活動，「氣」則產生於「精」。「精」、「氣」的共同功能體現為「神」，所以我們練氣功關鍵是通過調息養氣，動靜相兼，調整了全身的氣血、經絡神經、筋肉、皮膚的各種協調功能。

精、氣、神三者是互為關聯，互為發展的。精滿是根本，氣充是動力，神旺是主導。凡練功者如能堅持氣功鍛鍊、持之以恆，定能達到固元強神、防病健身的效果。

第二節　練功五步功

㈠預備式

本功法採用五種動物的特異姿勢，即龍、鳳、獅、猿、熊等。其練功宗旨將意念集中到五行，以有病治病，無病健身為準則的方法練功。

練功前必須自然站立，全身放鬆，神凝氣和，兩腳分開與肩同寬，腳尖內扣。含胸鬆肩，兩臂下垂於兩體側，手心向裡，兩目內視，舌舔上顎，意念隨形，自然呼吸。練功時取側八字步，背靠陽光（亮）或背靠北方位，可上午背靠東方，下午背靠西方等方位，如同足踏五形圖。

㈡練功要領

練功時應選擇晨起空氣清新，甚宜進行鍛鍊。調整姿勢後，採用自然呼吸，站功時應鍛鍊十五至三十分鐘，坐臥功每次應練三十分鐘。隨練功進展順利時，可增加練功時間。練功時，將氣引到丹田，這是第一步。以意行氣法，首先必須排除雜念、心意集中，須用數息法（指默念呼吸次數），予以調整，慢慢使精神和意念稍靜，即全身放鬆後，隨意自然呼吸四十二次，即感口腔唾液增多，可用意識送下丹田，氣必隨之而入，自然呼吸六十四次時，須隨意縮腎，提肛（指將肛門上提之意），任其提鬆自如，勿必勉強，此乃可固元換氣，使呼吸勻、細、深長、自然下行，呼吸至八十次以上時，再將口中津液分兩次咽下。以意沉入丹田，再用意守丹田（臍下氣海穴），這就是以意行氣，氣順則生津、津能補血、血旺則添精、精足則氣足、氣足則強身的道理。

練功三周，則氣血貫通，經絡疏暢，體質日強，中樞神經，大腦皮層功能得到保護性的抑制。休息和調整，則呼吸系統、循環系統、消化系統等各種功能亦必加強，全身毛細血管亦必通順舒張。實踐證明，氣功對高血壓、心臟病、失眠、便秘、腸胃痛、糖尿病及神經官能症等均能收到減輕或治癒的功效。

練功至三個月以上，丹田運轉自如，隨腹部呼吸可以練成逆腹或丹田呼吸，此時能自發內氣（即真元之氣），運行全身，達到引氣入灶、運氣到手（或某部位），再給患者進行按摩、點穴、導引等治療。同時，還可用於自我保健治療，以達到解除疾患，健身之目的。

㈢練功方法

本功法概括爲站、坐、臥、動功等四種方法。根據練功順序漸進的要求，本功法分為練功五步功功法進行鍛鍊。第一步得氣功——陰陽樁，第二步內動功——三圓樁，第三步丹田功——丹田樁，第四步自然坐臥功，第五步五形動功等。現分別介紹：

一、得氣功——陰陽樁

得氣功又稱為第一步功。

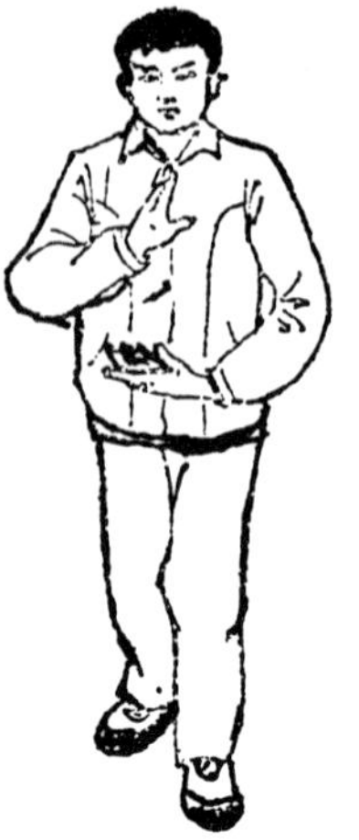
圖68　陰陽樁

㈠接預備式：全身放鬆，自然站立，兩臂伸直，兩手提至胸前，右手掌直立，指尖向上，掌心向左，左掌心向上，托在臍部丹田處。此時，將右腳開始向前跨一虛步，膝關節伸，腳面貼地，腳尖抓地，左腿彎曲，腳面貼地，上體維持正直，重心放在右腿，一般為三至五分鐘，再將手勢與腳步交換，重複三至五分鐘即可（見圖68）

㈡意與息：採用自然呼吸，逐漸將意念與呼吸沉入丹田處，運用丹田腹式呼吸進行練功。

㈢練功作用：久練此功增加丹田內氣，兩掌氣感強，同時加強上虛下實的功夫。適用於發功者鍛鍊，同時能改善各種慢性病引起的下肢無力症狀。持久鍛鍊者，可增加下肢力量，又可改善胃腸功能。

㈣適應症：本法適用於增強丹田內氣，得氣快，主治一些慢性病、胃腸功能紊亂、下肢軟弱無力者的鍛鍊。

二一、內動功——三圓樁

㈠接預備式：將右腳向右邁一步（約大馬步），兩腳屈曲下蹲，收腹、鬆肩，隨之將臂及手提至胸前，再經外展，兩臂撐圓，兩髖、腳呈圓形，兩手五指分開呈孤形，此時，如同足踏五形圖、雙臂合抱五形圖，頭頂五形圖，然後再將意氣力運至丹田（氣海穴），每次練習五至二十分鐘（見圖69）。

㈡意與息：以五意五氣為準則，採用自然呼吸方法進行。

㈢練功作用：練此功周身通氣快，它根據天、人、地五形的練法，將人體內精、氣、神貫通，激發體內潛在功能。所以，練功者將會出現熱、輕鬆、舒暢、自如、飄飄自然之感。此時，可隨意排除體內濁氣，同時此階段時，將會出現五顏六色、光環等感覺。此功乃有利通周天，開天頂，轉身法。

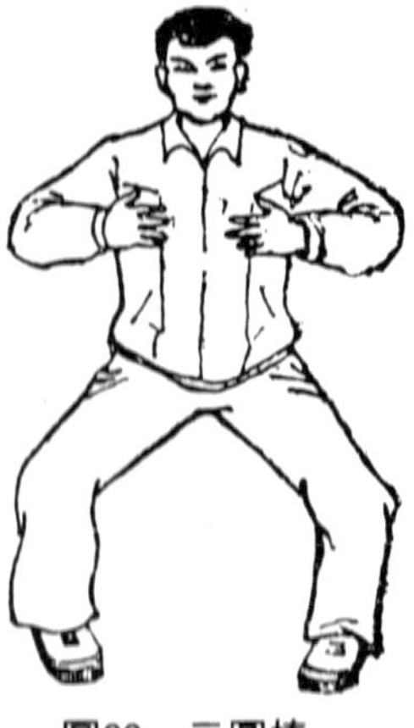

圖69　三圓樁

㈣適應症：用於通周天及增強內氣的鍛鍊，適用於各種慢性病的鍛鍊。

注意：此功與一般氣功不同，它開始以地、人、天為宇宙，來調整練功姿勢。兩腳穩踏於五形圖，所以，不宜出現偏差，當周身有熱氣、輕鬆、飄浮晃動感時，即刻以五意五氣為準則，集中排濁氣或補內氣等方法，隨後進入第三步功。

三、丹田功——丹田樁

㈠接預備式：兩手心合貼下腹部，兩腿屈膝下蹲（約一三〇度），身體正直、兩腳站成倒八字步，也可在第二步功的姿勢基礎上，將腳變成倒八字步。將兩手掌合貼於下腹部（丹田處），以五意五氣為準則，內視運轉，先前後呼吸，再左右旋轉，再右左、上下方向旋轉五十至一百圈（見圖70）。

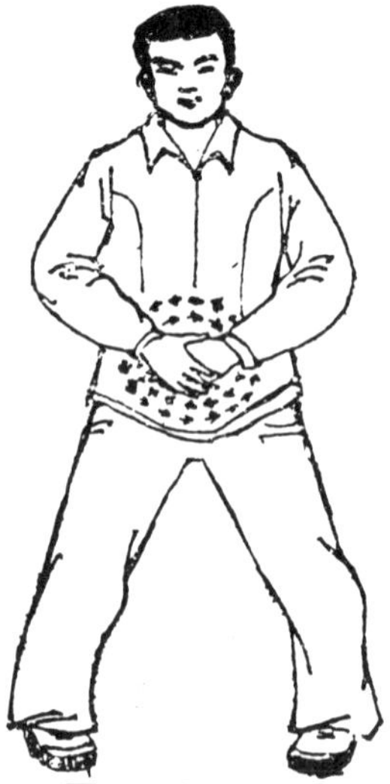

圖70　丹田樁

㈡意與息：練功時身體要保持中、正、安靜，胸腹肌鬆沉，以五意五氣為準則，隨之自然呼吸，以意導氣，達到內外兼練的功效。

㈢練功作用：此功是丹田樁功的第三步功，是鍛鍊養生，以練內氣的丹田功法，達到增強內氣，健身祛病的作用。

㈣適應症：適用於改善內臟血液循環，胃腸功能紊亂，胃痛等症狀。

四、自然坐臥功

坐功採用自然端坐與自然盤坐二步功鍛鍊。臥功採用仰臥與側臥二步功鍛鍊。在練坐臥功姿勢選擇上，要根據自己病情靈活運用。現分別介紹如下：

㈠自然端坐練法

1. 練功姿勢：平坐凳上，身體正直，兩腿分開，與肩同寬，兩腳著地，足尖內扣。兩臂自然放鬆，置於大腿上，兩手五指分開呈虎爪托在下腹部，然後進行腹部丹田呼吸運氣法，先前後呼吸，上下、左右旋轉鍛鍊。掌腹部有熱感時，再隨意將氣沿任督二脈溝通運轉，以達通周天之法。每次練功三至五分鐘即可（見圖71）。

2. 意與息：練功時以意領氣，先自然呼吸，逐漸引入丹田呼吸法，氣隨意運行，以利通周天法。

3. 練功作用：有養身安神、增加內氣的作用。

4. 適應症：用於神經衰弱，胃腸功能紊亂及多種慢性疾病。

㈡自然盤坐法

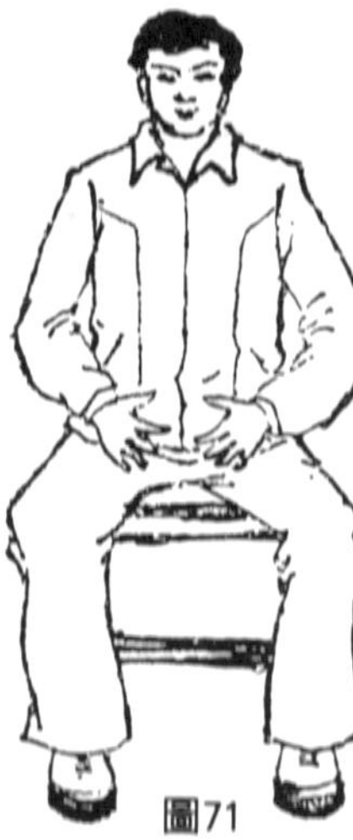
圖71

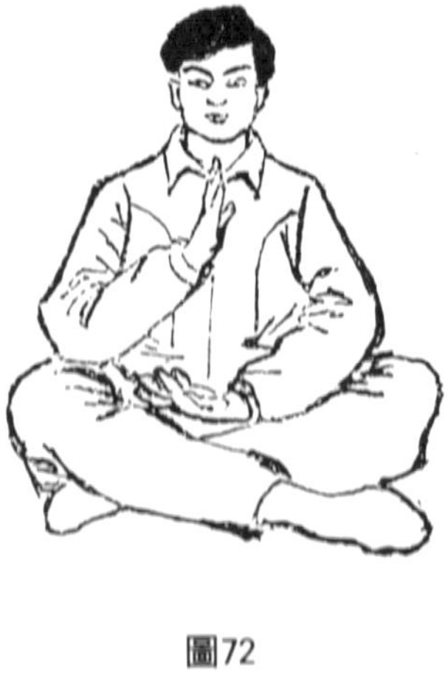
圖72

1.練功姿勢：兩腿自然盤坐床上，凝神內視。練功時，男性以右手掌心壓於左手掌背，左手掌心貼於腹部（丹田處）。女性練功時的手勢與男性手勢相反。然後，開始腹部丹田呼吸運氣法，以左右、上下旋轉運氣方法鍛鍊。當腹部有熱感時，再隨意將氣沿任督二脈運行，以達通周天之法。每次練功十至十五分鐘即可（見圖72）。

2.意與息：採用以丹田運轉隨意呼吸方法進行。

3.練功作用：有增強內功鍛鍊，增強內氣，達到健身作用。

4.適應症：用於神經衰弱、失眠、胃痛及多種老年慢性疾病。

㈢自然仰臥功練法

1.練功姿勢：練功時將身體放鬆，調整安靜，仰臥床上，兩下肢自然平伸，兩上肢放於體側，兩手合貼在下腹部，頭頸部墊枕適宜，以使頭頸部舒適為宜（見圖73）。

2.意與息：練功時應以順氣自然平穩呼吸法。如收意念

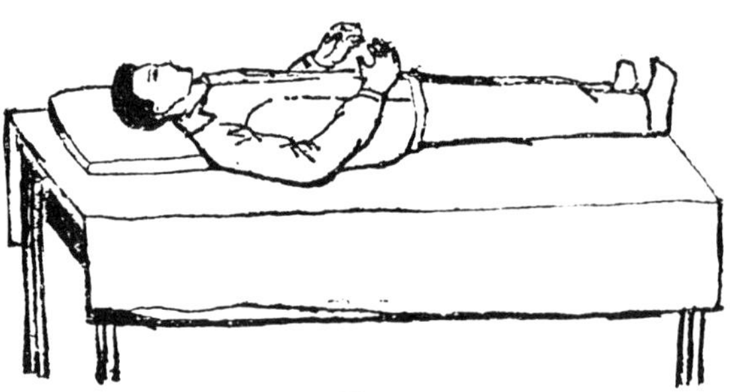

圖73

引入丹田運轉時，可採用丹田腹式呼吸進行。

3. 練功作用：有增強內氣，使全身放鬆，消除疲勞的作用。

4. 適應症：用於神經衰弱、失眠及各種慢性疾病，增強體質鍛鍊。

㈣自然側臥練功法

1. 練功姿勢：一般採用右側，頭頸部稍墊高枕，頭部向前，右手臂彎曲置於枕上，將右手掌心向上，左手自然貼放在左側。兩下肢稍側彎曲，要求心平氣和，排除雜念，每次練靜臥十至十五分鐘（見圖74）。

2. 意與息：練功時必須以意引氣，自然呼吸方法進行。可意想心靜、身熱、清爽等某些感覺。

3. 練功作用：與仰臥功相同。

4. 適應症：用於神經衰弱、失眠及一些慢性病，增強體質。

練功時注意：如有嚴重肝病者，不易採取右側臥位，可改變為左側臥位，有嚴重心臟病患者，可採用仰臥功鍛鍊，要選擇適宜於自己身體情況練功為最佳。

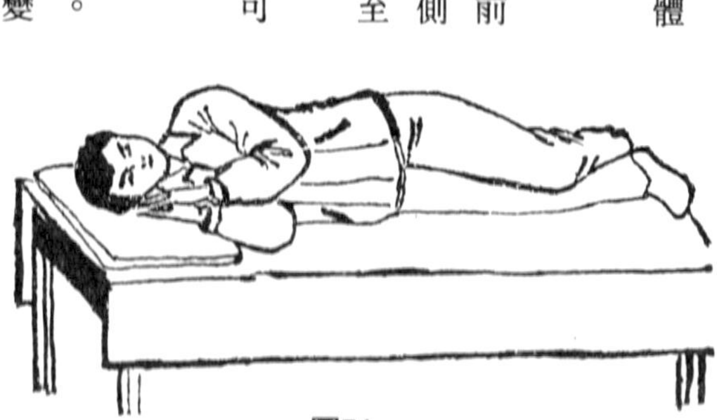

圖74

五、五形動功練法

㈠預備勢（詳見前面）：自然站立、全身放鬆，兩腳尖內扣，兩臂下垂於兩體側，手心向裡，眼向前平視（見圖75）。

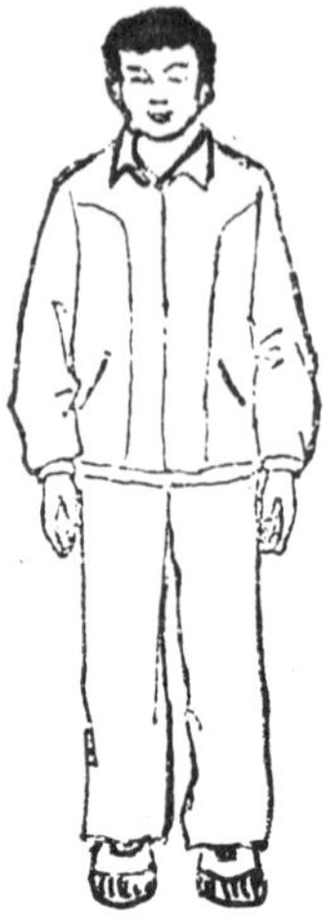

圖75　預備式

㈡練功要領：詳見前邊。

㈢練功方法：本功法分為五種練功方法，它包括青龍探爪、鳳凰展翅、獅子推球、猿猴獻果、黑熊出洞等五種勢子。現分別介紹如下：

第一勢　青龍探爪

一、練功姿勢：上接預備勢，站成馬步（或虛步），再將腿自體側向前邁步，膝關節伸直，左腿彎曲呈九十度，站成虛步，再收回右手掌貼於肋下，右手掌呈龍形掌向前推動作。此後再交換步伐與平形動作，重複進行八至十六次（見圖76）。

二、意與息：以意引氣，目視前推手掌，掌心

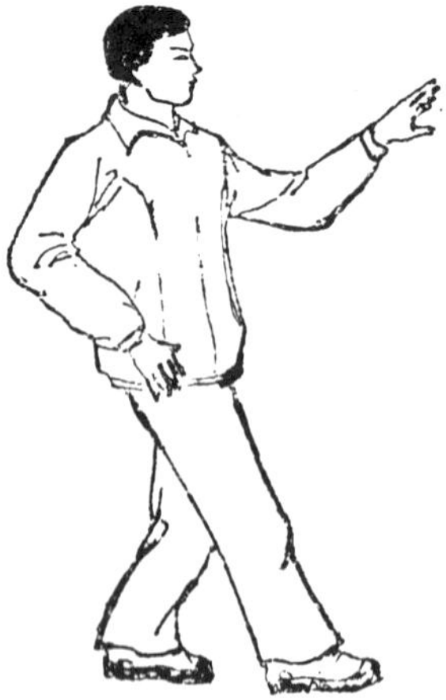

圖76　青龍探爪

含空，氣隨勢行，手掌向前推時吸氣，內收時呼氣。

三、練功作用：按天五行為日，地五行為金，人五行為心之理，有調心安神、增加四肢活動功能。

四、適應症：用於增強功能、防治神經衰弱、失眠、煩躁易怒等病症。其作用機理是：手前推時，氣、力、勁由丹田而出，「內氣外放」，經手三陰經達掌指，收手時則「外氣內收」，經手三陽經而回，練功時氣的脈衝量增大，內外氣的交換循環大大增強。久練之則可氣大、神旺、精滿。

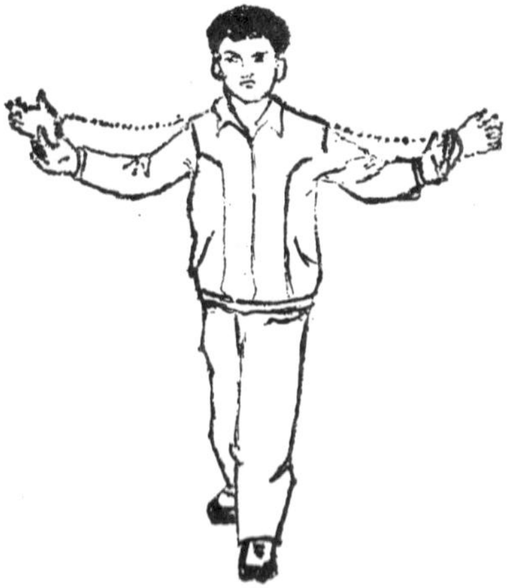

圖77　鳳凰展翅

第二勢　鳳凰展翅

一、練功姿勢：上接預備勢，站成虛步（或馬步），再變成左腳前虛步，重心移至右腳，兩手變成弧形，上肢再做擴胸，前後擺動，如鳳凰展翅動作。手勢與虛步交替進行。重複上述動作八至十六次（見圖77）。

二、意與息：意隨動作，氣隨意作開為吸氣

，合為呼氣的自然順氣呼吸方法。

三、練功作用：按天五行為月，人五行為肝，地五行為木之理，主以疏肝理氣的作用，有助於調整陰陽，增氣，練胸部力。久練之自然能運氣外放。

四、適應症：用於增加肺功能鍛鍊，適用於肺部疾病，上肢關節鍛鍊。

第三勢　獅子推球

一、練功姿勢：接預備勢，站成虛步（或馬步），將前推的兩掌變成兩手如抱做球前推動作，再做收回動作。上述動作重複操作八至十六次（見圖78）。

二、意與息：練功時收意引氣，隨勢運行，操作時按向前推時呼氣，收回時吸氣的方法進行。

三、練功作用：按天五行為星、人五行為脾，地五行為水之理，主要以調節脾胃的功用。它作用機理是，在做獅子推球時氣的走向是以足為根，腿推腰、腰推肩、肩推臂、臂推手，要求將

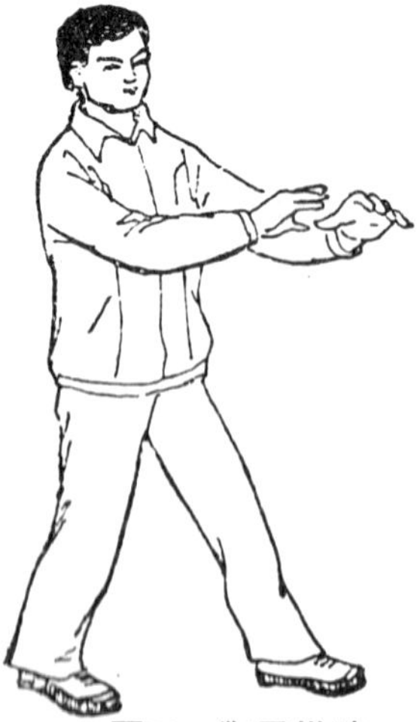
圖78　獅子推球

內氣運至雙手，經手三陰經而發，由手三陽經而回。久練之，可增強肩、臂、掌、指的勁力，又可加強內外氣的交換，增大氣量，達到能以雙掌發氣的目的。

四、適應症：用於頸椎病，肩周炎及上肢關節功能鍛鍊，同時可適於改善胃腸功能及下肢功能鍛鍊。

第四勢　猿猴獻果

一、練功姿勢：上接預備勢，採用馬步或虛步，將兩手順體側進行外展，再變成內合，然後將兩掌做向前上托動作。上述動作反覆操作八至十六次（見圖79）。

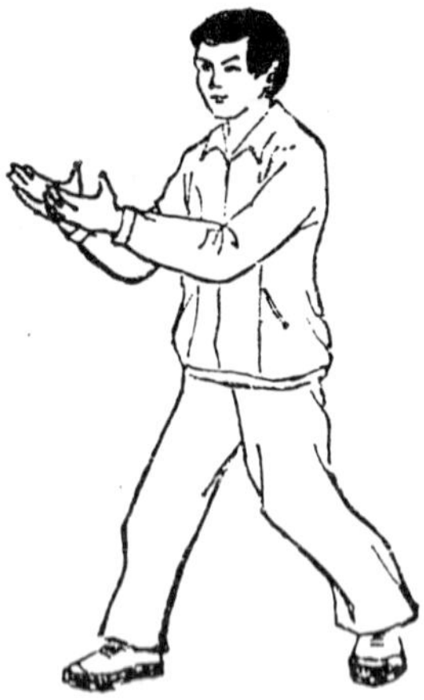
圖79　猿猴獻果

二、意與息：練功時須將意念與呼吸隨動作進行。

三、練功作用：按天五行為雷，人五行為肺，地五行為火之理，主以健理肺氣。其作用機理是：當兩上肢做外展內合時，有助於擴胸鍛鍊。使背部肌肉韌帶亦受到牽拉，脊髓也因身體前傾擴胸運動，使內氣亦由下而上貫通督脈，放鬆收回時，內氣可循督脈而回。這樣，長期鍛鍊則可增加內氣，督脈自然通暢。

四、適應症：用於心，肺部疾病、改善胸部的血循環等。

第五勢　黑熊出洞

一、練功姿勢：上接預備勢，先以虛步（或馬步），左腿前伸、腳底貼地、右腿屈曲，重心落地於右腳，右臂伸直，掌前推，左手放於腰部（腎俞穴）。然後再將右腿前伸，左腿後屈曲等交替鍛鍊。上述操作反覆練習八至十六次（見圖80）。

二、意與息：練功時，集中思想，將意念和呼吸隨動作進行方可。

三、練功作用：按天五行為風，人五行為腎、地五行為土之理。主以強腎固本作用。

四、適應症：適用於鍛鍊後丹田功夫，用於腎病、腰腿痛等病症。

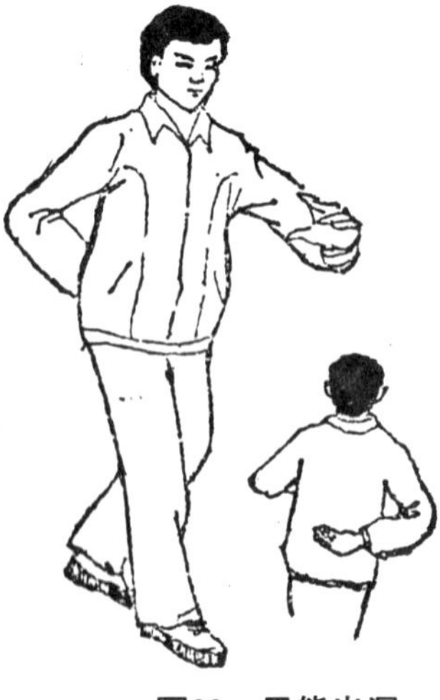

圖80　黑熊出洞

收功方法

每勢動作練完後，可將兩手掌心向上托至胸前膻中穴處，翻掌心向下按，從胸前經腹部將氣沉丹田，然後將兩手緩緩放於體側，可重複此動作六至八次即可（見圖81）。全身放鬆稍散步片刻結束。

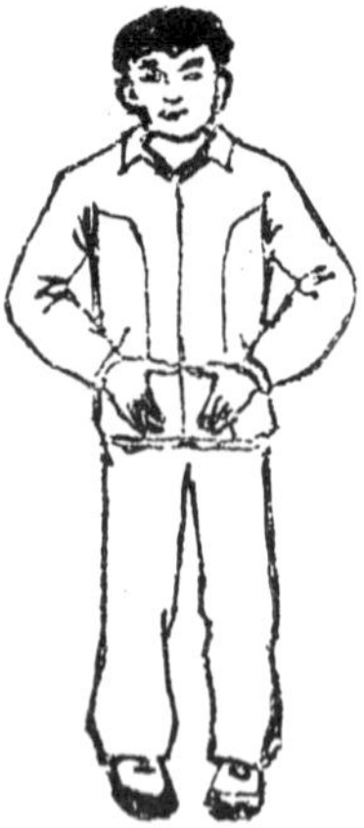

圖81　收勢

第三節　少林五形氣功導引法

此法主要用於醫療氣功導引治療。我們採用以五形掌氣功導引法、二指禪氣功導引法、一指禪氣功導引法、目視氣功導引法、意念氣功導引法等五種。現分別介紹如下：

一、五形掌導引法

㈠**定義：**指以練五形氣功為基礎，或練氣功有素的氣功師，掌上的氣力、功力強，能夠達到內氣順掌外放。再作用到患者治療部位或穴位上，以起到治病與健身作用，稱之爲五形掌導引法。

㈡**作用**：採用五形動功的功法進行鍛鍊，能將丹田氣運行至手掌，再作用到患者經穴，以治病健身。適用於各種疾病的五形氣功導引治療，又有增加掌、腿力的功能。

㈢**注意**：

1. 必須堅持練功，才能達到健身治病作用。
2. 氣功師練功時，以運氣於掌為主，患者練功時，強調以每個動作鍛鍊為主。
3. 氣功師練功時，強調意守丹田，發功時注意掌心含空，此時練功或導引治療時，氣感強。

二、二指禪導引法

㈠**定義**：凡練功有素，指上功力大的氣功師，在臨床氣功治療中，能將氣運行二指尖（食、中指），用之氣功點穴或超距氣功導引治療的方法，稱之為二指禪導引法。

㈡**作用**：採用少林點穴功或外丹功的鍛鍊，能將丹田氣運行至劍指，再作用到患者經穴，以達到治病健身的目的。適用於內科有關疾病與氣功點穴導引治療。

㈢**注意**：

1. 必須練功有素，掌握少林點穴技術，勿傷患者。

2. 操作時，穴位須選擇準確，對症治療。
3. 氣功師自身要注意保護指力、氣力。

三、一指禪導引法

㈠**定義**：練功有素，指上功力強的氣功師，在臨床氣功治療中，能將內氣運行於手指，用之氣功點穴或超距氣功導引治療的方法，稱之為一指禪導引法。

㈡**作用**：採用少林點穴功及五形氣功的鍛鍊，能將丹田氣運行至單指，再作用到患者經穴，以達到治病健身的作用。適用於內科有關疾病與氣功點穴導引治療。

㈢**注意**：

1. 須有一定功力，掌握氣功點穴技術，勿傷患者。
2. 對症治療，選穴要準。
3. 氣功師自身要注意保護指力、氣力。

四、目視導引法

㈠**定義**：練功有素（或專練運目功、眼功），能內氣外放的氣功師，在治療過程中，可採用以意運氣到雙目，以目視發功，再作用患者某經穴或病灶部位，臨床上起到健身治病作用，稱之為目視導引法。

㈡**作用：**採用運目功或其它眼功等方法鍛鍊，能將丹田氣運行至眼部、再作用到患者的經穴或治療部位。以達到治病健身的作用。適用於某些傳染性疾病，或害怕接受治療的煩躁患者。

㈢**注意：**

1. 氣功師須堅持練功，以增加功力。
2. 患者必須要心靜、信氣功、易接受，效果好。
3. 此法易傷神，降低視力，所以氣功師治療時切注意。

五、意氣導引法

㈠**定義：**練功有素，能內氣外放的氣功師，在治療疾病過程中，能達到高級階段時，指不用於手掌或指發功治病，而是在人大腦高度集中下，運用意氣發功，再作用到患者某一經穴或部位，臨床上起到治病健身作用，稱之為意氣導引法（又稱為意念導引法或信息遙控法）。

㈡**作用：**一般練功有較高級功力的氣功師（或特異功能），能採用超距發功治療病人。如運用意氣發功時的距離有幾米至幾千米或更遠些。以達到遠距治療作用。常用於診治疾病又可用於組織集體帶功，形成人體場效應。

㈢**注意：**

1. 在氣功治療時，要注意選擇時間、方位。

2. 患者或接受對象，考慮是否與經絡敏感程度，是否信氣功，或自己練功，或依賴氣功治病者，這些心理因素將與意氣導引法有密切關係。

3. 本法以意氣導引，作者體驗它二者易傷腦、耗神、耗氣、耗能量。對此，行此功者，必須謹慎，注意練功和適宜的營養補充，希望盡量少用此法。

附錄　典型病例摘要

近年來，我們在臨床實踐中，有選擇地運用外氣治療一些常見病、疑難病，獲得較滿意的療效，現將臨床資料典型病例摘要介紹：

【病例一】患者郝××女　四十三歲　北京市工作　教師

診斷：直腸癌。於一九八四年開始出現腹部，腰部疼痛，大便乾秘、下墮、便血、腹瀉，後經直腸檢查：發現直腸和肛門水腫、瘀血、最後在北京二龍路醫院病理檢查確診為直腸癌。自患病後，平時易感冒、發燒、頭痛、頭暈全身泛力等不適症狀，體重下降二十公斤，血色素七・六克。先後在北京幾家大醫院進行放療、化療及中藥燻蒸、口服中藥等治療。腹痛、腰痛、肛門炎症水腫等不緩解。於八七年十月十五日前往三〇一醫院對外診療部氣功臨床中心接受外氣功及點穴治療，治療一個月後患者抵抗力增強，全身有力。二個月後腹痛、腰痛緩解。三個月後肛門水腫瘀血消失，繼續進行氣功及點穴治療，四個月後在三〇一醫院進行腸鏡檢查：原直腸後壁〇・五×〇・五公分的腫物消失。

【病例二】韓××　男　三十三歲　幹部　本院圖書館工作

診斷：神經性頭痛五年多，常伴有頭昏、失眠、嚴重時晝夜不能入睡，曾先後靠口服止痛藥維持。患者曾主訴：我每天只靠服用顱痛定片維持以達止痛。後來因服藥過多引起了胃痛，飲食也差。來進行外氣功及氣功點穴治療，六次後，他的頭部不痛了，飲食、睡眠也大大改善。

【病例三】李××　男五十二歲　幹部　河北河間縣紀委工作。

患頸椎病十餘年，主訴曾因頸部及上肢發麻、脹痛、嚴重時引起頭暈，行走困難，症狀以右側肢無力為主，來院氣功治療前進行X光片檢查見頸五至六節骨質增生，頸椎間隙變窄。檢查身體時，頸五至六椎體處有壓痛點，右側肢有麻脹感等症狀。臨床診斷為混合型頸椎病，經外氣功導引及氣功點穴治療。

十二次後頭痛、頭暈反頸部脹痛有好轉。治療二個療程（二十四次）後，病人的肢體麻木感及上述症狀明顯改善，第三個療程治療結束時患者不僅上述症狀緩解，且下肢走路也有勁了，全身體質，也較前改善。

【病例四】閻××　男　二歲　山西太原市人

診斷：小兒麻痹，主症右側下肢活動功能障礙。來院氣功治療前檢查，患兒右肢體運動功能喪失，右下垂足較嚴重，走路時右腳不能著地。經外氣功導引及氣功點穴治療十二次後患兒運動功能有些改善，繼續外氣功導引及氣功點穴治療十二次後，患兒下肢活動功能明顯提高，能自行站立及邁步動作，當治療三十次時，小患兒可自行邁步行走。出院二年後，隨訪時，見小患兒功能康復，能自行走路，到處玩耍。

【病例五】高×× 男 三十三歲 張家口金屬工藝廠工作

診斷：胸椎五至六節截癱。患者主訴，曾患胸椎結核五年多，後在北京協和醫院手術，術後引起胸椎不全性截癱，目前來院氣功治療。患者雙下肢行走困難，同時雙肢肌張力高，靠持雙拐杖跛行，邁步很困難。經過氣功導引及氣功點穴治療二個療程之後，患者感到雙大肢有勁！每次發功導引時，患者的四肢軀體隨氣功師發勁的頻率而擺動，抬起、放下等不同動作。每次接受治療後，患者感覺全身特別舒適輕鬆。經過四十次氣功治療後，患者可持拐步行出院。一年後隨訪，患者還保持良好狀態。囑患者繼續配合自我練功鍛鍊。以鞏固治療效果。

【病例六】康×× 女 二十一歲 黑龍江人

診斷：腦膜炎並穿刺後改珠網膜炎，脊髓炎不完全性截癱。患者因結核性腦膜炎，偏頭痛，頸部僵直症狀。在檢查進行腰部穿刺時不慎致珠網膜炎，引起雙大肢痙攣性癱瘓，二便不能控制。

第一次來院進行氣功治療，患者是靠三個人抬著進氣功治療室。經過外氣功及氣功點穴治療，一個月後，患者主訴：過去腰穿部位發緊，發硬感已有緩解，同時靠一個人扶著可以上床活動，繼續治療二個月時，患者雙下肢能活動扶床邊可邁幾步能站立，大小便也可控制，飲食睡眠及全身抵抗力也較前明顯好轉。

【病例七】馬××　女性　六十七歲　河北省人

診斷：直腸腺癌。患者因腹痛，下墜。便血、腹瀉、消瘦、食慾不振、睡眠欠佳等症狀。曾在當地醫院，經肛腸鏡活檢栓查診為直腸腺癌。於八六年十二月行氣功治療，同時配合服中藥二個月治療後，肛腸鏡檢查原核桃大小腫物已消失，隨之患者的腹痛、下墜、便血、肝門腫消失。全身情況也明顯改善。

【病例八】許×　男　四十八歲　兵器工業部工程師

診斷：右側腦偏癱，患者三年前，因車禍外傷後，引起腦偏癱後遺症。來院氣功治療時，檢查：患者行走跛行，右側肢體功能障礙，踝關節屈伸運動障礙。於八七年十二月四日在我院氣功治療二十四次，患者主訴，上述症狀有改善，走路較前穩步，患側肢體也有勁了。目前進行外氣功導引及點穴治療，繼續加強功能鍛鍊。

【病例九】魏××　女　二十七歲　本市人民礦山機械廠工人

診斷：頸椎病。患者因頸部扭傷，導致左手麻木、疼痛，檢查：頸椎五至六節處有壓痛，手握力：左手十公斤，右手二十公斤，主訴：有時頭暈、噁心。

於八五年到我院行外氣功導引及點穴治療，每天一次，三周後病情開始好轉、頸部壓痛明顯減輕，右手也不麻木、複查：手握力左手二十一公斤，右手二十五公斤。過去頭暈、噁心症狀也隨之好轉。

【病例十】楊××　男　四十六歲　哈爾濱松江拖拉機廠幹部

診斷：脊髓壓迫引起的痙攣性不全性癱瘓。患者於八七年八月三十一日來院進行治療。主訴：四肢麻木三年，雙下肢運動感覺功能障礙，行走不便，靠人扶持步行，曾先後經過中西醫各種綜合治療療效慎微。經我院氣功導引和氣功點穴治療二個月後，患者下肢麻木症狀明顯好轉，三個月治療後，可持單拐步行。四個月治療後，可丟拐步行，能做下蹲起立動作，可原地跑幾步，這些運動在治療前是不能完成的。五個月後病人出院，目前隨訪時病人繼續保持療效。

【病例十一】蔡××　男　五十六歲　台灣台北縣人

診斷：植物神經功能紊亂。患者因胸悶，氣短、頭暈三十年。主訴：曾在台灣、香港等大醫院檢查治療，療效欠佳。於八七年十一月三日專程從台灣來北京看病。來院經外氣導引和氣功點穴治療十二次後，患者胸悶，氣短症狀改善，在治療十八次後，患者的頭暈、睡眠也有明顯改善，後因回台灣假期時間到，敎他自己回去繼續練氣功，以鞏固治療。

【病例十二】楊××　男　五十六歲　北京市糧食局幹部

診斷：雙下肢腫脹，腿骨骨質增生，患者平時因天冷時腿部疼痛，嚴重時影響走路。於八七年十一月二十五日在我院氣功治療。經行外氣功導引和氣功點穴治療五次後，患者主訴：雙下肢腫脹緩解，腿部疼痛明顯好轉。

【病例十三】朱×　女　五十一歲　本市糧食局副局長

診斷：風濕性心臟病並心房纖顫。患者因風濕性心臟病十年，於八四年出現心房纖顫、心室擴大。主訴：全身乏力，目前靠藥物維持後經我院氣功導引和氣功點穴治療六次。患者全身乏力有改善。於十二月份去安貞醫院行心臟手術，術前行股靜脈造影檢查，因患者穿刺造影，整個大腿瘀血腫脹嚴重。當時本書作者趕到安貞醫院給行氣導引及氣功點穴治療一次。患者感到全身舒適，患肢有一種熱電流穿過下肢。第二天病人大腿的腫脹，瘀血基本消失。病人及家屬很感激。

【病例十四】鄭××　女　四十九歲　本市門頭溝區工人。

診斷：肺間質纖維化。患者因兩肺廣泛性間質纖維化。曾先後在北京市協和醫院和本院進行各種西醫診治，療效欠佳。主訴：咳嗽、胸悶、胸痛、氣短，嚴重時並心律不齊，飲食睡眠欠佳。經我院行外氣功導引和氣功點穴治療十二次時，患者的咳嗽、胸悶、胸痛、氣短都有明顯改善。繼續治療二十四次後，患者主訴：我不僅咳嗽、胸悶好轉而且飲食睡眠都有明顯改善。

【病例十五】胡××　女　五十四歲　青島市人　幹部

診斷：雙側股骨頭缺血性壞死。患者因雙側股骨頭缺血性壞死，左側疼痛重，右側輕，主訴：下蹲、髖關節屈伸運動困難，走遠路時髖部疼痛加重。經行外氣和氣功點穴治療二十次後，患者行走有改善，患側關節疼痛也有明顯減輕。繼續治療一個月後患者出院時，雙側股骨頭處基本不疼痛了，走遠路也不覺得疼痛。目前隨訪病情基本得到控制。

【病例十六】張×× 女 五十二歲 遼寧營口市 教師

診斷：左側腦瘤引起右腦偏癱。因左側腦瘤術後，引起右側肢體癱瘓。來院行氣功治療。檢查：右側肢體運動功能障礙，語言障礙，手握力左側十公斤，右側0級，全身浮腫。經行外氣功導引和氣功點穴治療十二次，患側肢體運動功能能明顯好轉，全身消腫。治療前靠人扶持行走，現在可自己平穩走路。複查，手的握力左側十五公斤，右側五公斤。

【病例十七】徐×× 男 五十三歲 遼寧朝陽市人

診斷：植物神經功能紊亂（患者腦外傷十六年），目前主訴：夜間側汗、周身泛力，飲食睡眠欠佳。經行外氣功導引和氣功點穴治療十二次。患者主訴：全身有勁了，睡眠和飲食也明顯改善。走路狀況也有好轉。

【病例十八】董×× 男 三十七歲 遼寧綏中縣化肥廠工人

診斷：左側睪丸胚胎癌術後，患者因左睪丸胚胎癌術後，主訴：腹部疼痛，嚴重時劇烈疼痛並腸梗阻。檢查：臍周處壓痛及反跳痛。經我院行外氣功導引和氣功點穴治療十二次後，患者腹部疼痛緩解，過去大便不暢症狀也有改善。

【病例十九】蘭××　男　三十八歲　張家口市運輸公司幹部

診斷：腦外傷致左側偏癱，因腦部外傷致兩下肢運動功能障礙，並痙攣性，檢查：左側較右側肢體功能障礙嚴重。後經核磁共振檢查，有小腦震蕩傷。患者未行功時靠拐杖行走，並跛行。經過二個月外氣功導引和氣功點穴治療能自行走路。下肢痙攣症狀也有明顯好轉。

【病例二十】高××　男　六十歲　天津市檢察院院長

診斷：神經衰弱。患者因長期失眠多夢。八十年以來右手出現抖動，尤其是手持重物時抖動症狀加重。後經多方醫院檢查，全身尚無器質性病變。

主訴：睡眠不實，飲食欠佳。因來京參加全國檢察院長工作會議期間，來院行氣功和氣功點穴治療三次，主訴右手抖動症狀減輕，睡眠有明顯好轉。

【病例二十一】張×　女　六歲　張家口宣化區人

診斷：腦萎縮。患兒五個月發現右側肢體活動功能障礙，二歲時見右手抓物困難，四歲時語言障礙，說話不清。後經CT顯示，左側腦萎縮，左腦室增大，中線輕度移位。經黃克維教授會診，確診為腦萎縮。加強肢體、語言功能訓練。

經行外氣氣功導引和氣功點穴治療十八次後，患兒四肢可協調運動，右手抓物稍有好轉，語言和智力有改善。

【病例二十二】徐×× 女 三十六歲 黑龍江人 幹部

診斷：雙側股骨頭無菌性壞死。忠者雙側股骨頭無菌性壞死三年，行走時疼痛。

檢查：患者雙下肢屈伸活動受限，X光片顯示，雙側股骨頭邊緣有壞死狀。並有骨炎及泌尿系感染。經外氣功導引和氣功點穴治療十二次後，患者主訴，行走疼痛減輕，雙下肢活動較前有改善，同時泌尿系感染也得到控制。

【病例二十三】李×× 女 六十歲，北京鐵路醫院

診斷：左半身痲木，肩關節疼痛。患者因左半身不適，肩關節疼痛活動受限，檢查時見左側肩部肌肉萎縮，手握力右手十六公斤，左手二十公斤。

主訴：右側肢體痲木待查，患者於八六年突然頭暈、頭痛、四肢痲木無力，右側痲木較重，經當地各大醫院檢查，考慮為腦動脈硬化，檢查，患者行走跛行、協調運動差，手握力右手十三公斤，左手十八公斤。來院行外氣功導引和氣功點穴治療十二次，四肢痲木及無力症狀好轉。主訴：過去頭暈、頭痛症狀也有改善。同時還有糖尿病，空腹血糖一九〇以上，經外氣功治療後，現在口乾口渴症狀明顯好轉，查尿糖、血糖都正常了。

【病例二十四】周×× 男 五十歲 天津唐沽區人 幹部

診斷：鼻咽癌。患者因鼻咽癌三年，先後經過放療、化療；併發耳聾及耳部流水，導致頭痛、頸部痲木感覺，嚴重時影響睡眠、飲食欠佳。後來院行外氣功導引和氣功點穴治療，

六次後患者頭痛、頭脹、頸部痲木症狀好轉，飲食和睡眠都有較大改善。

【病例二十五】王××　男　五十八歲　黑龍江省伊春市水利局局長

診斷：舌咽神經痛，患者因舌咽神經痛發病一年多，疼痛難忍，嚴重時進食困難，主因莖突過長症所致此病，患者主訴，長期靠口服卡瑪西平藥物以止痛，但此藥副作用傷肝，其他藥無效。後來我院行外氣功導引和氣功點穴治療六次疼痛緩解。繼續治療十二次後不僅不痛了，而且睡眠飲食都明顯改善。

後來患者喜愛上氣功，並堅持自己練氣功以鞏固治療效果。

【病例二十六】李××　男　五十四歲　黑龍江林甸縣幹部

診斷：雙側股骨頭無菌性壞死。目前股關節頭處疼痛，拍X光片見股骨頭處血流循環差，活動受限。患者持雙拐杖步行，雙下肢邁步很困難。來我院行外氣功導引和氣功點穴治療十二次後，患者主訴，患髖關節股骨頭處疼痛症狀大大減輕，下肢持拐杖活動也較前靈活。走路有勁了。

【病例二十七】石××　女　四十九歲　西安市人

診斷：子宮內膜癌術後，化療，患者於八八年四月十三日來我院行氣功治療，目前正進行化療，患者體質狀況差，面色蒼白，周身乏力。主訴：下腹部疼痛難忍。經過第一次外氣功導引和氣功點穴治療後，病人感覺，全身舒適，像過電感似的。當時腹部就不疼痛了。經過十二次氣功導引和氣功點穴治療後患者主訴：腹部及子宮部位不疼痛，晚上也可以入睡了，飲食也較前增加。特別是感到周身不乏力。

【病例二十八】孫×× 男 三十八歲 安康地區水泥製造廠幹部

診斷：左上顎腺樣囊性癌術後，患者因左上顎潰瘍半年不癒，後經第四軍醫大檢查確診為左上顎腺樣囊性癌，發病一年多。主症：左眼球疼痛，上顎部疼痛，嚴重時頭痛。來院進行外氣導引和氣功點穴治療十二次後，患者主訴，眼部、上顎部及頭痛都明顯不痛了，精神面貌也比前有改善。

【病例二十九】陸×× 男 三十六歲 本市某糖庫工人

診斷：雙膝關節痛、胃痛，患者因雙膝關節疼痛、胃痛三至四年。目前，胃酸過多，常吐酸水，嚴重時影響飲食，全身乏力。在我院進行外氣功導引和氣功點穴治療，每次治療時，病人自覺胃部和關節處發熱，治療六次後，主訴：胃痛和關節痛都有明顯好轉，飲食上有所改善，全身也有勁了。

【病例三十】劉×× 女 三十歲 總參通信六處工人

診斷：頭痛，患者因上體育課時跳山羊不慎摔傷，致左側及頸三、四、五椎體部位損傷。後牽引按摩復位，但留有後遺症主要嚴重的頭痛、頸部不適、雙下肢無力、膝關節疼痛等。檢查：左側肢體肌萎縮。手握力右十八公斤，左十一公斤。經我院進行外氣功和氣功點穴治療二十四次後，患者主訴：頭頸部不痛了，自感雙下肢有力，現在很少感冒，不怕冷了，抓握力增加。

【病例三十一】鄭××　男　三歲半　通縣住宅四公司家屬

診斷：腦性癱瘓。患兒先天性腦缺氧，引起腦性癱瘓，雙下肢運動功能障礙，站、坐困難，右側肢體功能障礙嚴重，語言障礙，說話不清並流涎。來我院行外氣功導引和氣功點穴治療二十四次後，患兒過去流口水好轉，語言上說話也較前清楚。繼續治療四十八次後，患兒可以自己坐起來，據家長介紹，患兒過去從來不會坐著。現在靠人扶著可以緩慢邁步，全身整個情況明顯改善。

【病例三十二】金××　男　八歲　蘭州人

診斷：左腦偏癱，右視神經萎縮，患者七歲時不慎摔傷致左側腦偏癱，經當地醫院手術後，目前腦功能無損害。主症為患兒左側肢體運動功能欠佳，走路有輕度跛行，右眼視神經萎縮。於八八年七月來我院進行外氣功導引和氣功點穴治療，共治療十八次，患兒走路較前平穩，看物較前清楚。

【病例三十三】胡××　女　二十二歲　本市西山農場電話員

診斷：腦炎後遺症。患者因發燒引起腦炎後遺症二十年，主症：左側肢體運動功能障礙，活動時痙攣性表現，走路邁步協調功能障礙，全身情況良好。來我院進行外氣功導引和氣功點穴治療二十四次後，患者主訴：下肢痙攣有所緩解，走路時比以前平穩。頭痛症狀也有明顯緩解。

【病例三十四】史×× 女 二十六歲 本市平谷縣糧食局工人

診斷：胸口骨折引起下肢不全性癱瘓。患者因摔傷後致胸口骨折，導致雙下肢不全性癱瘓。患者因摔傷後致胸口骨折，導致雙下肢不全性截癱三年餘。目前腰部及雙下肢運動功能障礙，二便不能持久控制。

在我院進行外氣功導引和氣點穴治療十二次後，患者雙下肢運動功能明顯好轉。過去靠持杖步行，現在可以丟拐杖走路，二便功能也明顯改善。她每次在接受氣功導引治療時，導引她四肢軀體不自主地運動，氣感也很強，所以效果也非常好。

【病例三十五】敖×× 女 三十三歲 內蒙古呼倫貝爾報社編輯

診斷：痙攣性癱瘓（不全性）。患者因脊髓血管畸形，引起珠網膜粘連二十年，於一九六七年發病，開始腰痛，一九八四年以後雙下肢功能運動障礙。

檢查：彎腰時腰痛加重，經過脊髓造影後確診為脊髓血管畸形。

主症：雙下肢僵硬，痙攣性疼痛，並尿頻、尿急、靠輪椅行走。經進行外氣功導引和氣功點穴治療二十四次後，患者主訴：雙下肢活動功能有改善，可以站立，繼續治療一個月時，能持杖邁步行走幾步，同時雙下肢痙攣性症狀也有緩解。腰部活動也較前好轉。這位患者每次接受治療時，她的四肢及軀體也可不自主的隨氣功導引而活動。

【病例三十六】李××　男　四十五歲　山西陽泉一礦幹部

診斷：腦血栓後遺症。患者因腦血栓後遺症三年多，靠扶拐杖走路跛行，不能協調運動，說話不清，口唇歪斜。檢查：手握力左側二十公斤，右側十公斤。曾有高血壓病史，現已正常。經進行外氣功導引和氣功點穴治療十二次，左肢運動功能有改善，語言較前清楚，全身症狀也有明顯好轉。

【病例三十七】付××　男　六歲　本市海淀區人

診斷：腦左側珠網膜出血，右側肢體功能運動障礙。患者因四歲時發現右側肢體活動障礙，走路跛行不穩，語言障礙。經行外氣導引和氣功點穴治療二十四次後，患兒說話較前清楚，走路比以前平穩，全身體質也有明顯增強。

【病例三十八】吳××　女　四十一歲　黑龍江雙安山人

診斷：雙目視神經萎縮。患者因雙眼視網膜視神經萎縮六年。目前檢查：雙眼視物模糊，眼珠乾燥。經進行外氣功導引和氣功點穴治療二十四次後，患者眼珠乾燥好轉，雙眼視網也較前清楚。

【病例三十九】杜××　女　五十歲　江西南昌市人

診斷：腦A早期硬化症，患者因雙側肢體麻木，經檢查，頸部五至六椎體部位有壓痛，後經CT片子，X光片等檢查：正常、查體時見右側肢體感覺遲鈍。主訴：覺前額部陣發性疼痛，頭昏、睡眠差，血壓一六〇／一一〇毫米汞柱。經行外氣功導引和氣功點穴治療八次，患者主訴：頭痛、頭暈症狀減輕。右側肢體活動功能也有明顯改善。

【病例四十】胡××　男　三十八歲　山西人

診斷：頸椎外傷術後，患者因車禍致五至七頸椎損傷，目前四肢呈痙攣性癱瘓，活動功能障礙，來院時四個人抬著進來，不能坐著，只能仰臥位躺著，大小便失禁。經外氣功導引和氣功點穴治療，患者四肢痙攣性症狀改減輕。能坐起來，大小便能基本控制。全身狀況有明顯改善。

【病例四十一】張××　男　四十四歲　內蒙海拉爾市和平一路二十六號

診斷：雙側股骨頭無菌性壞死。患者因用激素引起雙側股骨頭無菌性壞死，雙下肢活動受限。雙髖部疼痛為主。來院時行走活動及下蹲功能障礙。先後經各種治療效果不顯著。在我院行外氣功導引和氣功點穴治療二十四次，患者主訴：下肢活動功能改善，現在能邁步行走，能做下蹲起立動作，走路也有勁了。雙側股骨頭疼痛症狀明顯減輕。

【病例四十二】姚××　女　三十八歲　西安鐵道部車輪廠工人

診斷：胸口壓縮性骨折術後截癱，患者八七年十月摔傷致胸椎十一至十二壓縮性骨折。目前主症為雙下肢麻木疼痛，肌肉萎縮，大小便失禁，入院時臥床能坐起。經行外氣導引和氣功點穴治療四次後，病人能自己翻身，治療十二次後可下床坐軟椅運動，經過二十四次治療之後，小便有明顯感覺，肌電圖檢查，患肢感覺有恢復。

【病例四十三】歷××　男　山東蓬萊某中學

診斷：神經衰弱，患者因神經衰弱兩年，主症：頭暈、頭痛、全身乏力，睡眠多夢，經行氣功導引和氣功點穴治療，三次後，患者主訴：頭部不痛了，夜晚睡覺也不做夢了，能吃，能睡，要求馬上回家鄉上學。最後又叫他練功鞏固治療效果。

【病例四十四】蘆××　女　五十一歲　本市燕化石油公司工作

診斷：雙側股骨頭無菌性壞死。患者因類風濕關節炎，後服用激素致雙側股骨頭無菌性壞死五年，目前下肢關節屈伸功能障礙，來院靠雙杖步行，上下床時困難，髖關節疼痛難忍，經綜合治療，療效不佳。

來我院行外氣功導引和氣功點穴治療二十四次，患者主訴，髖部疼痛明顯減輕，自己能上下床活動，現在可丟拐杖步行五十米，全身症狀明顯改善。

【病例四十五】梁××　女　五十二歲　本市人

診斷：腦偏癱後遺症。患者腦偏癱五年多右側肢體功能障礙。來院治療時抬進來，生活不能自理，靠別人扶持。經行外氣功導引和氣功點穴治療十二次，患者下肢可以做抬腿動作。治療二十四次時可下地行走幾步。同時全身症狀也有改善。

【病例四十六】王×× 男 四十二歲 農業部副教授

診斷：腦偏癱後遺症。患者腦出血引起腦偏癱，八五年至八六年先後兩次患病。主症狀說話不清，右側肢體功能障礙，手部抖動嚴重，走路跛行，平衡運動失調，經常有頭暈，頭痛，血壓一九〇／一一〇毫米汞柱。

八八年七月十二日來我院行外氣功導引和氣功點穴治療二十次後，患者主訴：下肢活動有勁了，走路較前平穩，說話也較前清楚；尤其是手抖動不能寫字，更不能拿物長達九個月之久，最近手不抖動了，還可以寫字了，全身症狀有明顯好轉。

第六章

氣功治癌的臨床應用

對氣功治癌的認識：

關於氣功鍛鍊能治療癌症的臨床探討，我們要從人體生理代謝的規律上看，氣功鍛鍊能改善患者體內氧的代謝，練功中所謂強調調息作用，就在於這個道理上。它通過練呼吸調節，使體內影響生理功能的廢氣和二氧化碳大量排出體外，此時可將外界大量的新鮮空氣吸入體內，由於空氣內含大量的負氧離子，對體內代謝增快，從而提高病人自身的免疫力。

練功中的調心練習，患者必須心神安靜、情緒樂觀，才能調動患者的主觀能動性，去戰勝疾病。在臨床上，我們常發現有少數病人，由於情緒惡劣，消極對待，不堅持練功，其結果是導致癌症的加速惡變。

在免疫學裡，情緒的波動也能導致免疫功能的減退，而加速癌症患者的死亡。如果病人能放下各種思想包袱，增強戰勝病魔的信心，堅持不懈的練功，也會取得很好效果。現代科學研究認為，練功到一定的時候，人體內能發出一種能量，如靜電、磁場、微粒子流、紅外次聲等，這些有助於控制和消除腫瘤。

總之，所謂氣功治癌，練功者必須相信氣功，堅持練氣功，所以能很快改善飲食與睡眠及全身輕鬆等，從而可增加營養，增強體力，提高抗癌能力。下面分別介紹治療癌症的氣功鍛鍊及其方法。

第一節　鼻咽癌的氣功鍛鍊方法

本病是華南地區常見的癌瘤，發病年齡多在三十一至五十歲。早期症狀不突出，常與其它疾病狀相似，易延誤早期診治。

㈠**症狀**：鼻咽癌常發生在鼻咽腔，但是首先出現是鼻咽喉以外的症狀。有三分之一一二分之一患者開始出現頸部淋巴結腫大，五分之一的患者先有頭痛，少數患者先有耳鳴和聽力減退，或是眼球運動失調、複視、吞咽困難、嗆咳等顱神經受到侵犯的症狀。還有三分之一的患者先有鼻咽腔的症狀，如鼻涕帶血，鼻出血或鼻塞。

㈡**診斷**：鼻咽癌可採用間接鼻鏡直接看到，並且可以取出組織做病理檢查，常用X線照像的辦法檢查顱底是否有骨質破壞，確定腫瘤的範圍。

㈢**治療**：鼻咽癌的治療方法可採用聯合治療方法：

1. 放射治療，效果比較滿意；2. 中醫中藥治療，如選用中藥清喉散作用患部；3. 氣功鍛鍊，可選練郭林新氣功，吐納健身功，氣功八段錦等。

㈣**預防**：通過上述聯合治療方法，可以起到扶正祛邪，提高患者機體的免疫力。但是為進一步鞏固療效，必須增強患者自身抵抗力，就要長期堅持氣功鍛鍊，這樣才有利於消除癌瘤的病灶，起到鞏固和預防作用。

㈤注意事項：

1. 鼻咽癌病人練功時，應選練氣功八段錦、二十四季節氣功，吐納健身功。通過呼吸吐納、咽津等練功，有生津止渴、清咽潤燥作用。練功時要加強耐寒力的鍛鍊，預防感冒和引起鼻炎等。

2. 鼻咽癌病人的飲食上，應禁忌煙、酒、辣椒等刺激食品，慎用生蔥、芥茉，少用熱性補藥，以防熱極化火。

3. 鼻咽癌病危象時，在發現有固定部位頭痛和咯血和鼻衄者，應速送急診，請醫生檢查處理。

4. 鼻咽癌病人複查時間，應在放療後三至六個月去醫院複查，情況良好者或半年到一年去醫院複查一次。

㈥病歷介紹：

據李氏等報導，周××，男性，三十八歲，無錫人，患病前常出現感冒，鼻塞有二年，時發時癒。七九年七月份經上海腫瘤醫院檢查診斷為鱗狀上皮癌，放療五個月後，患者說話不清，吞咽困難，嘴歪、聽力差、口乾等。後於八〇年二月再次去上海診治，認為有轉移，不能放療，只好回原處休養。

三月底開始用中藥清喉散吹噴患部（或噴前用鹽水嗽口），每天三至五次，同時配合練真氣運行法、站樁功，每天三次，還可配合食用生蒜以調味作用，到七月份病人食慾改善，頭腦清晰，呼吸已不困難了。味覺靈敏，精神愉快，體重增加二公斤。經醫院複查，鼻咽部粘膜充血，腫物已不存在，繼續練功三個月，配合治療，加強營養，於一九八一年一月上班，全年無缺勤及病假。體重已增加至五十六公斤，而且鼻咽部無異常，仍業餘堅持氣功鍛鍊。

第二節　食道癌的氣功鍛鍊方法

食道癌是常見惡性腫瘤之一，北方最多見，患病年齡多在四十歲以上。有學者認為此病與長期進食過熱或刺激性的食物有關。

㈠**症狀**：食道癌是我國華北地區較為普遍流行的高發病，早期症狀不很明顯，患者感到輕微下咽不適，食物在食道內通過緩慢，有滯留感，有的患者覺得咽喉部有異物存留，或者食物通過食道時有刺激性疼痛，中晚期食道癌的症狀是下咽困難，吃乾食需用水送，以後逐漸加重，甚至只能喝糖水或米湯，最後到滴水不進。病人還有噁心、嘔吐、吐粘液，胸背持續性疼痛的症狀，如果有了上述症狀，就應當及時檢查。

㈡**診斷**：食道癌的檢查診斷方法有採用食道拉網查癌細胞，食道造影、食道鏡等，其中食道拉網可以使百分之九十五以上的病人得到確診。

㈢**治療**：早期病人可以採用手術、放射治療，中期病人可先作放療，其目的是使腫瘤縮小，然後爭取手術，上段食道癌多用放射治療，下段食道癌和賁門癌多用手術治療。除採用上述聯合治療方法外，還可同時配合氣功療法，可採用氣功點穴療法，選擇吐納健身功，郭林新氣功，二十四季節功等進行自我鍛鍊。

㈣**預防**：經過聯合治療，可以起到一定的治療效果，但是為了進一步鞏固療效，必須增強患者自身的抗病能力，應長期堅持氣功鍛鍊，這樣才能有利於清除癌瘤的病灶，起到鞏固的預防作用。

㈤**注意事項**：

1. 練功時：食道癌病人應選擇氣功八段錦、吐納健身功、郭林新氣功等。肺轉移咳喘時練功，要有家屬陪同，注意預防其它疾病。
2. 飲食上：食道癌病人應禁忌煙、酒、辣椒、硬脆油炸食物等。
3. 危象時：食道癌病人在出現咯血、嘔血時，應急診去醫院檢查，防止發生意外。
4. 複查時間：食道癌病人手術放療後，一般三個月複查一次，全身情況良好者，可半年複查一次。

㈥**病歷介紹**：

孟××，男性，四十二歲，八七四三〇部隊工作，患者自述：我的食道癌病灶達十公分，在腫瘤研究所住院放療，後來還有三公分。醫院說已放療到最大極限，不能再放了，我只好出院配用中藥和氣功鍛鍊，於一九七八年十二月二十五日開始學習氣功，在老師熱情耐心的指導下，他每天練功六小時以上，同時配合對生活的調理和服中藥，經過五十天的氣功鍛鍊，雖然沒有拍X光片檢查，但自覺症狀改善，練功前只能吃半流食，現在可順利吃下麵條、餃子、米飯食量由每天七至八兩增加到一斤多，面色也好看了，體重增加七・五公斤，病情明顯好轉，精神也充沛。

第三節　肺癌的氣功鍛鍊方法

肺癌是較常見的一種惡性腫瘤，多見於四十歲以上的患者，男性較多，發病與長期油煙（吸煙）有較密切的關係。

㈠**症狀**：肺癌病人早期的症狀是咳嗽，特別是刺激性咳嗽，血性痰、咳血、胸痛，晚期症狀可因癌瘤的位置大小和有無轉移而有差異。①當癌瘤阻塞支氣管時，可有喘咳和氣促、肺不張；②癌組織侵蝕肋骨時引起胸部疼痛及嚴重的侵蝕胸膜引起胸水等。

㈡**診斷**：肺瘤診斷可採用X線胸廓檢查，常見的X線徵象是肺門或肺野有無缺狀陰影。

還可做支氣管鏡檢查，並取活組織做病理檢查，痰液或支氣管鏡中沖洗液找尋脫落的癌細胞，助於診斷。

㈢**治療**：盡早施行肺葉或全肺切除術，不能手術者可以放療和化療。同時配合練氣功，吃中藥以達到扶正療法，增強抗癌能力。應選擇氣功八段錦、吐納健身功、郭林新氣功等等，認真進行自我鍛鍊。

㈣**預防**：根據發病症狀，除上述聯合治療外，以採取預防復發、轉移和控制病灶，最後消除病灶，必須堅持長期練氣功。對於早期練動功為主，晚期動靜兼練，以靜養為主，增強肺功能，增強全身抗體的抗病能力。而重視持之以恆練功的預防作用。

㈤**注意事項**：

1. 練功時：肺癌病人術後，放療和化療均可練功。應選擇新氣功療法，吐納健身功，二十四節氣功等。或其它適應於自己的鍛鍊方法，練功時要注意出汗時別受風，平時預防感冒。

2. 飲食上：肺癌病人應禁忌煙酒，少吃生蔥及過鹹食品（還應注意油煙污染的原因）。按中醫觀點，避免悲傷憂鬱，耗傷肺陰、陰虛火旺易引起咯血。

3. 危象時：肺癌病人一旦出現大咯血，固定部位的頭痛、骨痛、應去醫院進行檢查處理。

4. 複查時間：肺癌病人術後，放療、化療後三至六個月複查一次，情況良好者可六至十二個月複查一次。

(六)病歷介紹：

例①據李氏等報導，徐××，男性，五十六歲，常州美藝社會計。因咳嗽、咯血，診斷為肺癌。去上海腫瘤醫院手術切除，半年後又咯血，再次去上海腫瘤醫院複查，確診為癌轉移。回常州後開始練氣功。每天清晨去公園裡練氣功一小時左右，後來堅持練郭林新氣功，三個月後，不再咳嗽、咯血，六個月後身體也日漸強壯起來。現在一直堅持練氣功。病人雖已七十四歲，但耳不聾、眼不花，還能燒飯看孫子，步行十公里，睡眠六至八小時。後去上海腫瘤醫院複查X線透視，僅肺紋理增加，無癌徵象。

例②高××，男性，六十歲，海軍某部幹部。七一年七月經海軍總醫院病理診斷為右肺門淋巴腺癌，同年八月在三〇一醫院手術時發現縱膈淋巴癌廣泛轉移，當時醫生認為病情處於晚期，手術已無治療意義，隨即縫合刀口，準備採用化療、放療及服中藥等措施暫時維持。

患者平素體質較差，經常患感冒，幾乎在每次感冒後都即發氣管炎或肺炎。自患癌症後體質更差，經常頭暈、頭痛，下肢浮腫，走路不穩，每餐只能吃飯一兩，入睡困難，於一九七七年五月開始學練《郭林新氣功》，並配合化療、中藥治療，練功治療兩個月，自覺症狀基本消失。

練功至今七年，胸透證明癌灶消失，於七九年結束病休重返工作崗位，現已離休。

例③患者岳××，男性，四十二歲，南京工學院教師，因一月份咳嗽、咳痰，於七八年五月體檢胸透時發現右下肺門處球型病灶，並經X線拍片斷層證實。一九七八年六月五日於南京軍區總醫院開胸探查，見肺癌位於右肺門約七×八公分大小，病理診斷為未分化小細胞型肺癌，經醫院專家會診均認為肺門、縱膈、胸膜廣泛轉移，已處晚期，無法醫治，判斷最多存活三個月。

但患者不甘心坐著等死，先後在三〇一、三〇七醫院進行放療、化療。七八年八月二十六日開始學練郭林新氣功，至今五年多，病情一直穩定，體質健壯，飲食增加，睡眠正常，X線拍片複查結果，兩肺門清晰（右肺除開胸時在腫塊周圍上的金屬夾外）癌灶已消失。

第四節　胃癌的氣功鍛鍊方法

胃癌是很常見的惡性腫瘤，占消化道惡性腫瘤的第一位，大多數患者年齡在四十歲以上，男性多於女性。

㈠**症狀**：胃癌病人百分之八十以上有腹痛和上腹不適感。如果過去有慢性胃病，發生癌變後，上腹痛的規律發生改變或加重，很多胃癌病人首先出現症狀是上腹飽脹，有壓迫感，不明原因的消瘦，全身無力，食慾減退、貧血等，有少數的可以有嘔血或拉柏油樣大便。凡是過去有慢性胃病的病史，近期有上腹加重或規律改變，以及來自胃癌高發區的三十五歲以上成人，近來有上腹痛和其它不適症狀，以及有胃癌家族史的人，都應及時檢查。

㈡診斷：胃癌的診斷方法有四環素熒光試驗，大便潛血試驗，胃X光線造影，胃脫落細胞的纖維導光胃鏡檢查等。綜合檢查可提高胃癌的確診率。

㈢治療：胃癌的主要治療方法是手術根治切除，術前、後作配合氣功鍛鍊，主要選擇練功方法有氣功八段錦、吐納健身功、郭林新氣功等。

㈣預防：對一些可能發生癌變的胃部疾病，如胃腺瘤樣息肉、胃潰瘍及慢性萎胃炎等。應選擇氣功站樁、靜養功，以防癌變。

㈤注意事項：

1. 練功時：胃癌病人術後練功時，要注意體質較弱的病人，應有人陪同，最好在環境安靜、空氣新鮮處練功。

2. 飲食上：胃癌病人飲食應禁忌母豬肉、白酒、辣椒，避免食用過涼、過硬的食物，進食要適量，以合理飲食。

3. 危象時：胃癌病人見有嘔血、黑便時，必須立即禁食，有人陪送醫院處理。

4. 複查時：胃癌根治術後，要定期複查，一般情況三至六個月複查一次。三年後，半年到一年複查一次（特殊情況例外）。

㈥病歷介紹：

患者吳××，男性，五十八歲，某軍區空軍副參謀長。因患胃癌於八三年在三〇一醫院進行檢查確診。進行放療、化療及中醫和氣功扶正療法，開始綜合治療方法。後來病人血象下降至總數二四〇〇至三〇〇〇，中性百分之六十，飲量減少每天五兩，睡眠不安，體力衰弱，面色蒼白，經常感冒，體重五十六公斤。在病人要求下開始用外氣功進行治療，二至三周後病人的白細胞總數逐漸上升六〇〇〇以上。

為了鞏固配合各種治療，教病人自己練郭林新氣功、內養功等，一直堅持練氣功，三年後來醫院複查，身體恢復，體重增加，面色也很好，全身情況大大改善。病人很高興，一直堅持氣功鍛鍊。

附：氣功治療後的療效對比

功前	功後
1. 飲食量減少每日六兩	飲量增加每日一斤
2. 睡眠不安	睡眠正常
3. 體力衰弱面色蒼白	體力增強面色紅潤

4. 經常感冒　　很少感冒

5. 體重五十六公斤　　體重六十一公斤

6. 白血球二七〇〇至三〇〇〇　　白血球六〇〇〇至七〇〇〇以上

附：第五章參考資料

①李氏等《氣功醫療經驗錄》一二五、一九八六・七

②李氏等《氣功醫療經驗錄》一二八、一九八六・七

③李氏等《氣功醫療經驗錄》一三〇、一九八六・七

④李氏等《氣功醫療經驗錄》一二四、一九八六・七

⑤李氏等《氣功醫療經驗錄》一三〇、一九八六・七

第五節　肝癌的氣功鍛鍊方法

本病為常見的惡性腫瘤，發病年齡在三一至五十歲占多數，男女的比例為八比一，百分之八十以上患者合併有肝硬化。

㈠**症狀**：肝癌早期症狀隱匿，直徑一厘米以下的肝癌沒有任何症狀，直徑超過五厘米的肝癌，才有明顯症狀，但是這時侯已不是早期，治療也相當困難了。

㈡診斷：肝癌病人體內還會產生一種不具的胎兒甲種球蛋白，簡稱胎甲球。如果能在血液裡查出胎甲球，就要高度懷疑是否患有肝癌。胎甲球陽性會比肝癌的症狀提前患有慢性遷延性肝炎，特別是乙型肝炎和肝硬變，有肝癌家族史的人，應當定期作胎甲球檢查。如果有肝區痛、肝腫大等症狀，盡早作肝同位素掃描、肝超聲波斷層掃描等檢查，以便及時發現。

㈢治療：肝癌的治療可採用手術切除，肝動脈插管化療、放療，中醫氣功免疫治療等方法。可選擇郭林新氣功、吐納健身功、站樁功等。

㈣預防：病人必須堅持氣功鍛鍊活動，首先要精神愉快，不斷加強合理飲食，這樣才有利於配合治療的鞏固。

㈤注意事項：

1. 練功時：肝癌病人在進行治療前後，都可開展氣功鍛鍊。可選擇郭林新氣功、吐納健身功、站樁功等。但對術後者的運動量要根據病人的病情而增加運動量。肝腹水多及肝包膜和肝癌結節有破裂嚴重者，禁忌練動功。

2. 飲食上：肝癌病人飲食上，首先要禁用一切劇毒藥物。忌服白酒、辣椒、母豬肉、老窩瓜、韭菜；慎服過硬及焦脆食品；少喝牛奶、少吃肥肉等難以消化而又產氣的食品。進餐時避免憂鬱憤怒，以防怒氣傷肝、引起不良後果。

3. 危象時：肝癌病人如有腫物劇痛、嘔血、便血時，立即禁食，速去醫院急診處理。

4. 複查時：肝癌病人術後切除一般三個月複查一次，或每月複查一次。

㈥**病歷介紹：**

患者章明元，女性，三十三歲，四川渡口製藥廠技術員。患病於一九七七年三月肝區痛，食慾不振，全身無力。經日壇醫院臨床檢查：右上腹六×七公分腫物硬痛，肝掃描發現肝失去正常狀態，明顯腫大，右葉上部有大片放射性稀流缺損區，為占位性病變。七十八年化驗胎甲球試驗陽性，火箭電泳顯影七〇〇微克／毫米。最後診斷為肝癌。

練氣功後的情況：從練氣功以來飲食增加，每日由原來的四兩增加至一斤左右。肝區疼明顯減輕，腿及下肢浮腫好轉。過去心悸狀況也很少出現。體重增加，肝質變軟，除練郭林新氣功、站樁功等，配合中藥外，未做其它特殊治療。

第六節　乳腺癌的氣功鍛鍊方法

本病為女性常見惡性腫瘤，多見於四十至六十歲女患者，男性患者少見，約占百分之一。

㈠**症狀：**乳腺癌是女性常見惡性腫瘤，絕大多數患者是因為摸到乳腺或腋窩的腫塊而來就診。這種癌症腫塊常是圓型、扁型或不規則型，邊緣不清楚。表面高低不平，有的腫塊還可能與鄰近的皮膚或肌肉有粘連。有一部分乳腺癌病人可能皮膚有橘皮樣改變，或者乳頭內陷，大約三分之一的病人有乳房疼痛。在乳頭分泌不正常的血水或黃水的病人中，有一小部分是乳腺瘤患者，而且可能是早期乳腺癌的信號。

㈡診斷：乳腺癌的檢查診斷，最主要的是觸診。有經驗的醫生，可以靠觸診確定百分之五十的乳腺癌，而且乳腺癌的早期發現也有賴於患者經常進行自我檢查，檢查時要平臥在床上，背後墊枕用於平放在對測乳房上，依次順序撫摸，手指放平，尋找腫塊。如果發現可疑腫塊，再待醫生檢查，如有可疑，再進一步照X光線片或體液晶試驗或針吸活檢以及活取活檢等檢查確診。

㈢治療：乳腺癌的治療方法是：較早期的作乳腺癌根治術。術後同時配合中藥氣功的扶正療法，較晚期的可用放療和化療，減少病人痛苦，延長病人生命，也可同時配合氣功鍛鍊。選擇郭林新氣功、吐納健身功等。

㈣預防：早期堅持氣功或其它體育活動。對於婦女同志應注意乳房衛生及勿經常按壓乳房，以影響局部血液循環，造成反覆性的乳腺炎等，也是其發病主要原因，必須引起重視。

㈤注意事項：

1. 練功時：乳腺癌病人術後力求早日練功。一般可選擇用氣功八段錦、吐納健身功、郭林新氣功等方法進行鍛鍊。活動量要依據病情而定。
2. 飲食上：乳腺癌病人忌吃母豬肉、老窩瓜、少吃生蔥、生蒜等。

3. 危象時：乳腺癌病人如發現胸部、對側乳腺及腋窩有腫塊時，應立即去醫院檢查確診，除外復發和轉移。

4. 複查時：乳腺癌術後一般六至十二個月複查一次。對可疑復發跡象者，隨時複查。

㈥病歷介紹：

患者張××，女性，四十六歲北醫第一附屬醫院工作。診斷為乳腺癌。患者自述：我一九七九年四月患乳腺癌，行根治手術，病理報告為細胞分化不好的侵潤性實性癌。手術的創傷加上精神上的壓力，引起吃不好，睡不安，體重由六十公斤減到五十公斤，貧血（血色素只有八克），營養不良，傷口裂開等一連串地連鎖反應。使身體急劇垮下來，虛弱地整天躺在床上。後來聽說氣功能治病，就去公園學氣功。經過幾個月氣功鍛鍊配合服中藥等方法，現在可以參加工作了。

由於全身症狀的改善，使我增添了與疾病鬥爭的信心和力量。從此她就更加認真堅持練功活動。在練功後體會到：食慾增加，睡眠安好，身上有勁了。化驗結果，血色素由八克升到十二克。經過幾個月的堅持練功，不僅增強了體質，並且使我順利地完成了五個療程的化療，血小板、白血球一直在正常範圍。如果不是練功，按照她過去的體質，是難以想像的。

此外，她還體會到，氣功鍛鍊一定要堅持，絕對不能間斷。今年一月份我去上海探親，因氣候不適應病了兩次，從而間斷了練功，也停了一次化療。回京後，經複查發現白血球只有三七〇〇，血小板下降到八萬。在上海的營養和休息都不比北京差，才發現這是沒有練功的緣故。於是又恢復了練功，經過二十多天後，二次驗血複查，白血球由三七〇〇上升到五六〇〇和五八〇〇，血小板由八萬上升到十七萬和二十四萬。

如此練功前後的對比，使她切身體會到氣功對治病強身是有較好效果的。

第七節　子宮頸癌的氣功鍛鍊方法

本病為常見的惡性腫癌之一，多發於四十歲以上的已婚婦女。

㈠**症狀**：子宮頸瘤占我國女性惡性腫癌的首位，早期症狀是性交後出血或月經不規則，斷經後再出血，以後出血逐漸加重，並有白帶增多。合併感染以後，白帶有血且有腥臭味。晚期，病人有貧血、疼痛、發燒、消瘦及腫瘤壓迫直腸、膀胱、神經等有關症狀。

㈡**診斷**：子宮頸癌發生於子宮頸，用陰道鏡很容易觀察，並且可以直接取組織作病理檢查得到確診。一般三十五歲以上已婚婦女應定期檢查，可以發現很早期的患者，如治療及時，療效滿意。

㈢**治療**：根據子宮頸癌常發生在多婚、多產的婦女，特別是結婚年齡或性生活開始起早的人，子宮頸癌發病率成倍增加。晚婚節育，注意陰道衛生。早期治療①必須採用根治手術；②配合服用中藥及放射治療，對子宮頸癌的療疾也很好；③練氣功，選擇郭林新氣功，真氣運行法，吐納健身等進行鍛鍊。

㈣**預防**：晚婚節育，注意陰道衛生，防治子宮頸糜爛，是預防子宮頸癌的主要環節。同時必須堅持練氣功，以增強抗病能力。

㈤**注意事項**：

1. 練功時：子宮頸癌早期根治術後，可選擇氣功鍛鍊，如郭林新氣功、氣功八段錦、吐納健身功等功法進行鍛鍊。活動量要依照病情而定。

2. 飲食上：子宮頸癌病人禁用煙酒，少吃生葱、韭菜。服中藥湯劑時禁用生冷或油膩飲食，以免影響治療效果。

3. 危象時：對於子宮頸癌的病人，要注意陰道突然大流血或放射治療後大量便血、尿血，應立即送醫院急診處理。

4. 複查時：早期病人在行根治手術後，可以半年到一年複查一次，晚期病人三至六月複查一次。

㈥**病歷介紹**：

患者王××，女性，四十歲，工人，於一九六二在上海腫瘤醫院檢查，診斷為子宮頸癌晚期，尙不能手術治療。後回常州休養。臥床不能行動，下肢無力，腹部膨脹，體重由六十五公斤下降到五十公斤，食慾欠佳。採用針灸、中藥、西藥等治療均無效果。後來堅持練氣功，三個月後飲食增加，睡眠改善，體重增加，陰道血水很少。繼續堅持練功，半年後無血水。一年後去上海某醫院複查已痊癒。隨訪二年，飲食、大小便均正常，體重增至五十八公斤，身體健壯。繼續堅持每天早晨四點起床練功一小時。不論風雨寒暑，堅持不斷。

第八節　腸癌的氣功鍛鍊方法

腸癌一般指發生在大腸部位，在腸中的腫瘤中約占百分之八十為直腸肛管癌，小腸癌很少見。若能早期發現及時手術，療效是胃腸道癌腫最滿意的。

㈠**症狀**：腸癌最初的症狀是大便的質、量和習慣異常；這也與癌發生的部位有關，例如右側結腸癌，往往有消化不良、腹瀉、粘液便，左側結腸癌和直腸癌往往是膿血便和腹瀉，腫瘤生居阻塞腸腔。會有便秘或便條變細。直腸癌的病人會像痢疾一樣，「裡急後重」的感覺。病程較長，病人會繼發貧血、疼痛，消瘦無力。

㈡**診斷**：很多結腸癌病人未能得到及時確診，原因是忽略了細緻的檢查。大便潛血試驗，可以用作防癌檢查普遍使用，肛門指診可以用觸及到直腸的腫塊，而肛門鏡，乙狀結腸鏡可以觀察乙狀結腸、直腸的病灶，並且可以取出組織作病理檢查，位置再高的結腸癌可以用鉛灌腸造影和纖維結腸鏡檢查。

㈢**治療**：結腸癌診斷清楚後，應當手術，術前可先做放療，術後輔助以化療、中藥、氣功治療。練氣功可選擇郭林新氣功、吐納健身功、臥功等方法。

㈣**預防**：對可能發生癌變的疾病、如直腸腺瘤，血吸蟲病等，應積極治療以防癌變。此外，應長期堅持氣功鍛鍊。

㈤**注意事項**：

1. 練功時：直腸癌術後練功時，一般選擇氣功八段錦、站樁及臥功，郭林新氣功等功法。

2. 飲食時：直腸癌病人飲食必須禁止辣椒、生蔥、韭菜，如有腹瀉時，少吃白薯。

3. 危象時：直腸癌病人出現腹痛和腹部色塊或大量便血時，應及時請醫生會診處理。

4. 複查時：直腸癌根治術後一般病情平穩者可半年到一年複查一次，特殊病情變化應及時複查。

㈥**病歷介紹**：

患者于××，男性，四十六歲。因直腸癌於一九七九年一月手術切除，一年後發現頸側及股溝對側淋巴結腫大，即開始練氣功。至今七年多，身體健康，尚未發現有復發的病灶。此外與他同時手術的直腸癌三位患者，病情有輕有重，但術後未堅持練氣功，現在均已死亡。而于××現在是郭林新氣功治癌班的輔導員之一，每天練功、教功、查功，常常一天工作達十幾個小時以上。他的精力充沛、矯健靈活的身體，是練氣功的結果。

第九節　白血病的氣功鍛鍊方法

㈠**症狀**：白血病即一般稱為「血癌」，是血裡不成熟的白細胞無止境地增生所造成的惡性病。這種病容易發生在青少年。其主要發病症狀是發燒、貧血、出血，以及口腔潰瘍，全身疲倦無力、消瘦、消化不良，食慾不振，心慌氣短，少數病人還有胸骨壓痛，腹部摸到腫塊等，這些症狀沒有特殊之處，病人可能到各科去就診，所以常常誤診為其它疾病。三分之二的白血病患者就診時可能有肝、脾和淋巴腫大。

㈡**診斷**：對白血病的診斷主要依據是，末梢血化驗和骨髓塗片化驗。在塗片上見到大量不成熟的幼稚白細胞，就能作以診斷，遇到有上述症狀的病人，及時化驗，就不致耽誤診斷。

㈢**治療**：採用化療、放療和中醫中藥、氣功的扶正療法，大多數病人可以得到一定的緩解甚至能夠長期生存。氣功鍛鍊應選擇郭林新氣功、吐納健身功、站樁功、二十四季節氣功等功法。

預防作用。

㈣預防：根據患者的病情，必須長時期堅持氣功鍛鍊，及配合中藥等起到有效的治療和預防作用。

㈤注意事項：

1. 練功時，對於急性白血病患者的緩解期可練坐功、站樁功、二十四季節氣功等，運動量要適宜。慢性白血病患者可選練郭林新氣功、氣功八段錦，練功時切勿過猛。

2. 飲食上：白血病患者禁用煙、酒、和刺激飲食，少吃生冷難消化食品，如韭菜、生蔥、扁豆、白薯等。

3. 危象時：白血病患者出現高燒不退、出血不止、肝脾疼痛、腹脹等，應急時請醫生處理。

4. 複查時：對於急性白血病患者的病情緩解後三至四周複查一次。慢性白血病緩解後四至八周複查一次。

㈥病歷介紹：

據李氏報導③　患者宋××，三十六歲，幹部，患有慢性白血病有二年，經常鼻出血。白細胞到一五〇〇〇，經化療後一直到二〇〇〇〇—二五〇〇〇之間，頭暈、眼花、全身無力，基本上喪失勞動能力，在某療養院檢查確診為慢性粒細胞性白血病（血癌）。後來堅持練氣功，真氣運行法，站樁功等，經過一年的氣功鍛鍊，病情發生很大變化，請看以下療效對比：

	練功前	一年以後
1.	頭暈無力	體力增強，頭暈症狀消失
2.	不能上班，喪失勞動力	能做輕微工作和家務勞動
3.	吃飯無味	吃東西感覺香甜
4.	睡眠不安	睡眠正常
5.	體重四十四公斤	體重五十五公斤
6.	白細胞二〇〇〇—二五〇〇〇之間	白細胞一一〇〇〇
7.	以前不練功	現在早晚堅持練功

第十節　子宮內膜癌的氣功鍛鍊方法

本病絕大部分是子宮體腺癌

㈠**症狀**：子宮內膜癌，又稱子宮體癌，也是婦女較常見的癌瘤，其發病年齡在五十至六十歲的婦女。未婚未產以及肥胖症、高血壓、糖尿病的婦女容易患子宮內膜癌。對於老年婦女，月經不規則，功能性子宮出血多年不癒者，白帶多也是子宮內膜癌的一個常見症狀，疼痛則發生在晚期。

(二)診斷：一般採用可靠的診斷方法是取子宮內膜做病理檢查，以明確診斷。

(三)治療：根據子宮膜癌發展較慢，轉移也以直接侵犯為主的特點，採取及時的手術加放療及配合長期氣功鍛鍊，其效果也是比較好的。對於非常早期（原位癌或重度不典型增生）和晚期病人，也可應用激素治療。但子宮內膜和雌激素的長期、高漲刺激有關，所以應用雌激素要小心慎重。應選擇氣功鍛鍊，如氣功靜養（站、坐、臥功）、郭林新氣功，真氣運行法等進行鍛鍊。

(四)預防：注意陰道衛生，及時治療子宮出血。治療老年婦女月經不規則等，是預防子宮內膜癌的關鍵。同時必須堅持氣功鍛鍊，以增強抗病能力。

(五)注意事項：

1. 練功時：子宮內膜癌早期根治術後，可選擇氣功鍛鍊。如站、坐、臥功為主，同時配合練吐納健身功等，運動量要根據病情而定。

2. 飲食上：子宮內膜癌病人禁用煙、酒、少吃生蔥、韭菜。用中藥湯劑時禁用生冷或油膩飲食，以免影響治療效果。

3. 危象時：對於子宮內膜癌的病人，要注意子宮內膜突然大出血或放療大量便血、尿血，應立即送醫院急診處理。

4. 複查時：早期病人在行根治手術後可以半年至一年複查一次，晚期病人三至六個月複查一次。

㈥病歷介紹：

據李氏報導④（一三〇）氣功治癒子宮內膜癌，患者陶××，女性，四十七歲，船民。於一九五九年腹痛經醫院治療無效。後去上海醫院診治，手術時發現廣泛性的子宮內膜癌轉移，僅作病理切片；診為鱗狀上皮癌細胞。已不能下床活動，只能做放療。後來堅持練功配合中藥和食療。

主要選練真氣運行法氣功，飲食上選擇馬齒莧、蝗蛹等，三至六個月後能參加工作，如正常人，吃得香，睡得甜，體重也增加了三公斤。患者二十多年來一直堅持練氣功，每日三次，練功後半小時吃三個鮮無花果。定期複查，未見異常表現。

・法律專欄連載・電腦編號 58

台大法學院 法律學系／策劃
法律服務社／編著

①別讓您的權利睡著了1	200元
②別讓您的權利睡著了2	200元

・秘傳占卜系列・電腦編號 14

①手相術	淺野八郎著	150元
②人相術	淺野八郎著	150元
③西洋占星術	淺野八郎著	150元
④中國神奇占卜	淺野八郎著	150元
⑤夢判斷	淺野八郎著	150元
⑥前世、來世占卜	淺野八郎著	150元
⑦法國式血型學	淺野八郎著	150元
⑧靈感、符咒學	淺野八郎著	150元
⑨紙牌占卜學	淺野八郎著	150元
⑩ＥＳＰ超能力占卜	淺野八郎著	150元
⑪猶太數的秘術	淺野八郎著	150元
⑫新心理測驗	淺野八郎著	160元

・趣味心理講座・電腦編號 15

①性格測驗１	探索男與女	淺野八郎著	140元
②性格測驗２	透視人心奧秘	淺野八郎著	140元
③性格測驗３	發現陌生的自己	淺野八郎著	140元
④性格測驗４	發現你的真面目	淺野八郎著	140元
⑤性格測驗５	讓你們吃驚	淺野八郎著	140元
⑥性格測驗６	洞穿心理盲點	淺野八郎著	140元
⑦性格測驗７	探索對方心理	淺野八郎著	140元
⑧性格測驗８	由吃認識自己	淺野八郎著	140元
⑨性格測驗９	戀愛知多少	淺野八郎著	140元

⑩性格測驗10	由裝扮瞭解人心	淺野八郎著	140元
⑪性格測驗11	敲開內心玄機	淺野八郎著	140元
⑫性格測驗12	透視你的未來	淺野八郎著	140元
⑬血型與你的一生		淺野八郎著	140元
⑭趣味推理遊戲		淺野八郎著	140元

・婦 幼 天 地・電腦編號16

①八萬人減肥成果	黃靜香譯	150元
②三分鐘減肥體操	楊鴻儒譯	150元
③窈窕淑女美髮秘訣	柯素娥譯	130元
④使妳更迷人	成　玉譯	130元
⑤女性的更年期	官舒妍編譯	160元
⑥胎內育兒法	李玉瓊編譯	150元
⑦早產兒袋鼠式護理	唐岱蘭譯	200元
⑧初次懷孕與生產	婦幼天地編譯組	180元
⑨初次育兒12個月	婦幼天地編譯組	180元
⑩斷乳食與幼兒食	婦幼天地編譯組	180元
⑪培養幼兒能力與性向	婦幼天地編譯組	180元
⑫培養幼兒創造力的玩具與遊戲	婦幼天地編譯組	180元
⑬幼兒的症狀與疾病	婦幼天地編譯組	180元
⑭腿部苗條健美法	婦幼天地編譯組	150元
⑮女性腰痛別忽視	婦幼天地編譯組	150元
⑯舒展身心體操術	李玉瓊編譯	130元
⑰三分鐘臉部體操	趙薇妮著	160元
⑱生動的笑容表情術	趙薇妮著	160元
⑲心曠神怡減肥法	川津祐介著	130元
⑳內衣使妳更美麗	陳玄茹譯	130元
㉑瑜伽美姿美容	黃靜香編著	150元
㉒高雅女性裝扮學	陳珮玲譯	180元
㉓蠶糞肌膚美顏法	坂梨秀子著	160元
㉔認識妳的身體	李玉瓊譯	160元
㉕產後恢復苗條體態	居理安・芙萊喬著	200元
㉖正確護髮美容法	山崎伊久江著	180元

・青 春 天 地・電腦編號17

①A血型與星座	柯素娥編譯	120元
②B血型與星座	柯素娥編譯	120元
③O血型與星座	柯素娥編譯	120元
④AB血型與星座	柯素娥編譯	120元

⑤青春期性教室	呂貴嵐編譯	130元
⑥事半功倍讀書法	王毅希編譯	150元
⑦難解數學破題	宋釗宜編譯	130元
⑧速算解題技巧	宋釗宜編譯	130元
⑨小論文寫作秘訣	林顯茂編譯	120元
⑪中學生野外遊戲	熊谷康編著	120元
⑫恐怖極短篇	柯素娥編譯	130元
⑬恐怖夜話	小毛驢編譯	130元
⑭恐怖幽默短篇	小毛驢編譯	120元
⑮黑色幽默短篇	小毛驢編譯	120元
⑯靈異怪談	小毛驢編譯	130元
⑰錯覺遊戲	小毛驢編譯	130元
⑱整人遊戲	小毛驢編譯	150元
⑲有趣的超常識	柯素娥編譯	130元
⑳哦！原來如此	林慶旺編譯	130元
㉑趣味競賽100種	劉名揚編譯	120元
㉒數學謎題入門	宋釗宜編譯	150元
㉓數學謎題解析	宋釗宜編譯	150元
㉔透視男女心理	林慶旺編譯	120元
㉕少女情懷的自白	李桂蘭編譯	120元
㉖由兄弟姊妹看命運	李玉瓊編譯	130元
㉗趣味的科學魔術	林慶旺編譯	150元
㉘趣味的心理實驗室	李燕玲編譯	150元
㉙愛與性心理測驗	小毛驢編譯	130元
㉚刑案推理解謎	小毛驢編譯	130元
㉛偵探常識推理	小毛驢編譯	130元
㉜偵探常識解謎	小毛驢編譯	130元
㉝偵探推理遊戲	小毛驢編譯	130元
㉞趣味的超魔術	廖玉山編著	150元
㉟趣味的珍奇發明	柯素娥編著	150元
㊱登山用具與技巧	陳瑞菊編著	150元

・健康天地・電腦編號18

①壓力的預防與治療	柯素娥編譯	130元
②超科學氣的魔力	柯素娥編譯	130元
③尿療法治病的神奇	中尾良一著	130元
④鐵證如山的尿療法奇蹟	廖玉山譯	120元
⑤一日斷食健康法	葉慈容編譯	120元
⑥胃部強健法	陳炳崑譯	120元
⑦癌症早期檢查法	廖松濤譯	130元

⑧老人痴呆症防止法	柯素娥編譯	130元
⑨松葉汁健康飲料	陳麗芬編譯	130元
⑩揉肚臍健康法	永井秋夫著	150元
⑪過勞死、猝死的預防	卓秀貞編譯	130元
⑫高血壓治療與飲食	藤山順豐著	150元
⑬老人看護指南	柯素娥編譯	150元
⑭美容外科淺談	楊啟宏著	150元
⑮美容外科新境界	楊啟宏著	150元
⑯鹽是天然的醫生	西英司郎著	140元
⑰年輕十歲不是夢	梁瑞麟譯	200元
⑱茶料理治百病	桑野和民著	180元
⑲綠茶治病寶典	桑野和民著	150元
⑳杜仲茶養顏減肥法	西田博著	150元
㉑蜂膠驚人療效	瀨長良三郎著	150元
㉒蜂膠治百病	瀨長良三郎著	150元
㉓醫藥與生活	鄭炳全著	160元
㉔鈣長生寶典	落合敏著	180元
㉕大蒜長生寶典	木下繁太郎著	160元
㉖居家自我健康檢查	石川恭三著	160元
㉗永恒的健康人生	李秀鈴譯	200元
㉘大豆卵磷脂長生寶典	劉雪卿譯	150元
㉙芳香療法	梁艾琳譯	160元
㉚醋長生寶典	柯素娥譯	元

•實用女性學講座• 電腦編號 19

①解讀女性內心世界	島田一男著	150元
②塑造成熟的女性	島田一男著	150元
③女性整體裝扮學	黃靜香編著	180元
④職業婦女禮儀	黃靜香編著	180元

•校 園 系 列• 電腦編號 20

①讀書集中術	多湖輝著	150元
②應考的訣竅	多湖輝著	150元
③輕鬆讀書贏得聯考	多湖輝著	150元
④讀書記憶秘訣	多湖輝著	150元
⑤視力恢復！超速讀術	江錦雲譯	180元

・實用心理學講座・電腦編號 21

①拆穿欺騙伎倆	多湖輝著	140元
②創造好構想	多湖輝著	140元
③面對面心理術	多湖輝著	140元
④僞裝心理術	多湖輝著	140元
⑤透視人性弱點	多湖輝著	140元
⑥自我表現術	多湖輝著	150元
⑦不可思議的人性心埋	多湖輝著	150元
⑧催眠術入門	多湖輝著	150元
⑨責罵部屬的藝術	多湖輝著	150元
⑩精神力	多湖輝著	150元
⑪厚黑說服術	多湖輝著	150元
⑫集中力	多湖輝著	150元
⑬構想力	多湖輝著	150元
⑭深層心理術	多湖輝著	160元
⑮深層語言術	多湖輝著	160元
⑯深層說服術	多湖輝著	180元
⑰潛在心理術	多湖輝著	160元

・超現實心理講座・電腦編號 22

①超意識覺醒法	詹蔚芬編譯	130元
②護摩秘法與人生	劉名揚編譯	130元
③秘法！超級仙術入門	陸　明譯	150元
④給地球人的訊息	柯素娥編著	150元
⑤密教的神通力	劉名揚編著	130元
⑥神秘奇妙的世界	平川陽一著	180元
⑦地球文明的超革命	吳秋嬌譯	200元
⑧力量石的秘密	吳秋嬌譯	180元

・養 生 保 健・電腦編號 23

①醫療養生氣功	黃孝寬著	250元
②中國氣功圖譜	余功保著	230元
③少林醫療氣功精粹	井玉蘭著	250元
④龍形實用氣功	吳大才等著	220元
⑤魚戲增視強身氣功	宮　嬰著	220元
⑥嚴新氣功	前新培金著	250元
⑦道家玄牝氣功	張　章著	180元

⑧仙家秘傳袪病功	李遠國著	160元
⑨少林十大健身功	秦慶豐著	180元
⑩中國自控氣功	張明武著	250元
⑪醫療防癌氣功	黃孝寬著	220元
⑫醫療強身氣功	黃孝寬著	220元
⑬醫療點穴氣功	黃孝寬著	220元

•社會人智囊• 電腦編號 24

①糾紛談判術	清水增三著	160元
②創造關鍵術	淺野八郎著	150元
③觀人術	淺野八郎著	180元
④應急詭辯術	廖英迪編著	160元
⑤天才家學習術	木原武一著	160元
⑥猫型狗式鑑人術	淺野八郎著	180元
⑦逆轉運掌握術	淺野八郎著	180元

•精 選 系 列• 電腦編號 25

①毛澤東與鄧小平	渡邊利夫等著	280元
②中國大崩裂		180元

•心 靈 雅 集• 電腦編號 00

①禪言佛語看人生	松濤弘道著	180元
②禪密教的奧秘	葉逯謙譯	120元
③觀音大法力	田口日勝著	120元
④觀音法力的大功德	田口日勝著	120元
⑤達摩禪106智慧	劉華亭編譯	150元
⑥有趣的佛教研究	葉逯謙編譯	120元
⑦夢的開運法	蕭京凌譯	130元
⑧禪學智慧	柯素娥編譯	130元
⑨女性佛教入門	許俐萍譯	110元
⑩佛像小百科	心靈雅集編譯組	130元
⑪佛教小百科趣談	心靈雅集編譯組	120元
⑫佛教小百科漫談	心靈雅集編譯組	150元
⑬佛教知識小百科	心靈雅集編譯組	150元
⑭佛學名言智慧	松濤弘道著	220元
⑮釋迦名言智慧	松濤弘道著	220元
⑯活人禪	平田精耕著	120元
⑰坐禪入門	柯素娥編譯	120元

⑱現代禪悟	柯素娥編譯	130元
⑲道元禪師語錄	心靈雅集編譯組	130元
⑳佛學經典指南	心靈雅集編譯組	130元
㉑何謂「生」　阿含經	心靈雅集編譯組	150元
㉒一切皆空　般若心經	心靈雅集編譯組	150元
㉓超越迷惘　法句經	心靈雅集編譯組	130元
㉔開拓宇宙觀　華嚴經	心靈雅集編譯組	130元
㉕真實之道　法華經	心靈雅集編譯組	130元
㉖自由自在　涅槃經	心靈雅集編譯組	130元
㉗沈默的教示　維摩經	心靈雅集編譯組	150元
㉘開通心眼　佛語佛戒	心靈雅集編譯組	130元
㉙揭秘寶庫　密教經典	心靈雅集編譯組	130元
㉚坐禪與養生	廖松濤譯	110元
㉛釋尊十戒	柯素娥編譯	120元
㉜佛法與神通	劉欣如編著	120元
㉝悟（正法眼藏的世界）	柯素娥編譯	120元
㉞只管打坐	劉欣如編譯	120元
㉟喬答摩・佛陀傳	劉欣如編著	120元
㊱唐玄奘留學記	劉欣如編譯	120元
㊲佛教的人生觀	劉欣如編譯	110元
㊳無門關（上卷）	心靈雅集編譯組	150元
㊴無門關（下卷）	心靈雅集編譯組	150元
㊵業的思想	劉欣如編著	130元
㊶佛法難學嗎	劉欣如著	140元
㊷佛法實用嗎	劉欣如著	140元
㊸佛法殊勝嗎	劉欣如著	140元
㊹因果報應法則	李常傳編	140元
㊺佛教醫學的奧秘	劉欣如編著	150元
㊻紅塵絕唱	海　若著	130元
㊼佛教生活風情	洪丕謨、姜玉珍著	220元
㊽行住坐臥有佛法	劉欣如著	160元
㊾起心動念是佛法	劉欣如著	160元
㊿四字禪語	曹洞宗青年會	200元
51妙法蓮華經	劉欣如編著	160元

•經 營 管 理• 電腦編號01

◎創新經營六十六大計（精）	蔡弘文編	780元
①如何獲取生意情報	蘇燕謀譯	110元
②經濟常識問答	蘇燕謀譯	130元
③股票致富68秘訣	簡文祥譯	200元

④台灣商戰風雲錄	陳中雄著	120元
⑤推銷大王秘錄	原一平著	180元
⑥新創意・賺大錢	王家成譯	90元
⑦工廠管理新手法	琪　輝著	120元
⑧奇蹟推銷術	蘇燕謀譯	100元
⑨經營參謀	柯順隆譯	120元
⑩美國實業24小時	柯順隆譯	80元
⑪撼動人心的推銷法	原一平著	150元
⑫高竿經營法	蔡弘文編	120元
⑬如何掌握顧客	柯順隆譯	150元
⑭一等一賺錢策略	蔡弘文編	120元
⑯成功經營妙方	鐘文訓著	120元
⑰一流的管理	蔡弘文編	150元
⑱外國人看中韓經濟	劉華亭譯	150元
⑲企業不良幹部群相	琪輝編著	120元
⑳突破商場人際學	林振輝編著	90元
㉑無中生有術	琪輝編著	140元
㉒如何使女人打開錢包	林振輝編著	100元
㉓操縱上司術	邑井操著	90元
㉔小公司經營策略	王嘉誠著	160元
㉕成功的會議技巧	鐘文訓編譯	100元
㉖新時代老闆學	黃柏松編著	100元
㉗如何創造商場智囊團	林振輝編譯	150元
㉘十分鐘推銷術	林振輝編譯	120元
㉙五分鐘育才	黃柏松編譯	100元
㉚成功商場戰術	陸明編譯	100元
㉛商場談話技巧	劉華亭編譯	120元
㉜企業帝王學	鐘文訓譯	90元
㉝自我經濟學	廖松濤編譯	100元
㉞一流的經營	陶田生編著	120元
㉟女性職員管理術	王昭國編譯	120元
㊱ＩＢＭ的人事管理	鐘文訓編譯	150元
㊲現代電腦常識	王昭國編譯	150元
㊳電腦管理的危機	鐘文訓編譯	120元
㊴如何發揮廣告效果	王昭國編譯	150元
㊵最新管理技巧	王昭國編譯	150元
㊶一流推銷術	廖松濤編譯	150元
㊷包裝與促銷技巧	王昭國編譯	130元
㊸企業王國指揮塔	松下幸之助著	120元
㊹企業精銳兵團	松下幸之助著	120元
㊺企業人事管理	松下幸之助著	100元

㊻華僑經商致富術	廖松濤編譯	130元
㊼豐田式銷售技巧	廖松濤編譯	120元
㊽如何掌握銷售技巧	王昭國編著	130元
㊿洞燭機先的經營	鐘文訓編譯	150元
52新世紀的服務業	鐘文訓編譯	100元
53成功的領導者	廖松濤編譯	120元
54女推銷員成功術	李玉瓊編譯	130元
55ＩＢＭ人才培育術	鐘文訓編譯	100元
56企業人自我突破法	黃琪輝編著	150元
58財富開發術	蔡弘文編著	130元
59成功的店舖設計	鐘文訓編著	150元
61企管回春法	蔡弘文編著	130元
62小企業經營指南	鐘文訓編譯	100元
63商場致勝名言	鐘文訓編譯	150元
64迎接商業新時代	廖松濤編譯	100元
66新手股票投資入門	何朝乾　編	180元
67上揚股與下跌股	何朝乾編譯	180元
68股票速成學	何朝乾編譯	180元
69理財與股票投資策略	黃俊豪編著	180元
70黃金投資策略	黃俊豪編著	180元
71厚黑管理學	廖松濤編譯	180元
72股市致勝格言	呂梅莎編譯	180元
73透視西武集團	林谷燁編譯	150元
76巡迴行銷術	陳蒼杰譯	150元
77推銷的魔術	王嘉誠譯	120元
7860秒指導部屬	周蓮芬編譯	150元
79精銳女推銷員特訓	李玉瓊編譯	130元
80企劃、提案、報告圖表的技巧	鄭　汶　譯	180元
81海外不動產投資	許達守編譯	150元
82八百件的世界策略	李玉瓊譯	150元
83服務業品質管理	吳宜芬譯	180元
84零庫存銷售	黃東謙編譯	150元
85三分鐘推銷管理	劉名揚編譯	150元
86推銷大王奮鬥史	原一平著	150元
87豐田汽車的生產管理	林谷燁編譯	150元

・成功寶庫・電腦編號 02

①上班族交際術	江森滋著	100元
②拍馬屁訣竅	廖玉山編譯	110元
④聽話的藝術	歐陽輝編譯	110元

國立中央圖書館出版品預行編目資料

醫療防癌氣功／黃孝寬編著，——初版，
——臺北市；大展，民84
面；　　公分，——（養生保健；11）
ISBN 957-557-554-7（平裝）

1. 氣功　2. 癌

411.12　　84010733

行政院新聞局局版臺陸字第100564號核准
本書原名「氣功與防治癌症」，由黃孝寬先生修訂後，授權中文繁體字版

ISBN 957-557-554-7

醫療防癌氣功

編著者／黃　孝　寬
發行人／蔡　森　明
出版者／大展出版社有限公司
社　址／台北市北投區（石牌）致遠一路二段12巷1號
電　話／(02) 8236031・8236033
傳　眞／(02) 8272069
郵政劃撥／0166955－1
登記證／局版臺業字第2171號
承印者／高星企業有限公司
裝　訂／日新裝訂所
排版者／千賓電腦打字有限公司
電　話／（02）8836052
初　版／1995年（民84年）11月
定　價／250元

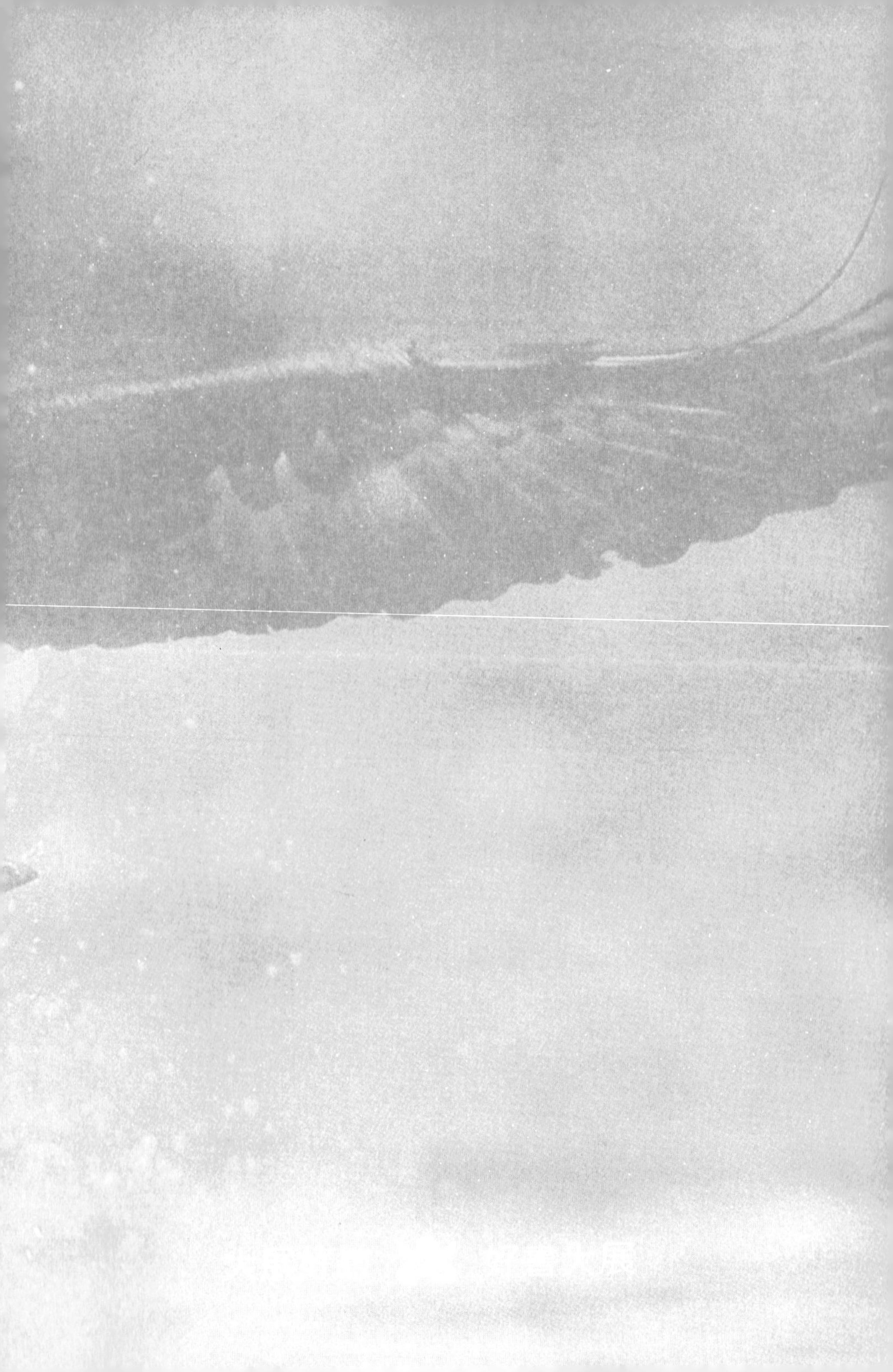

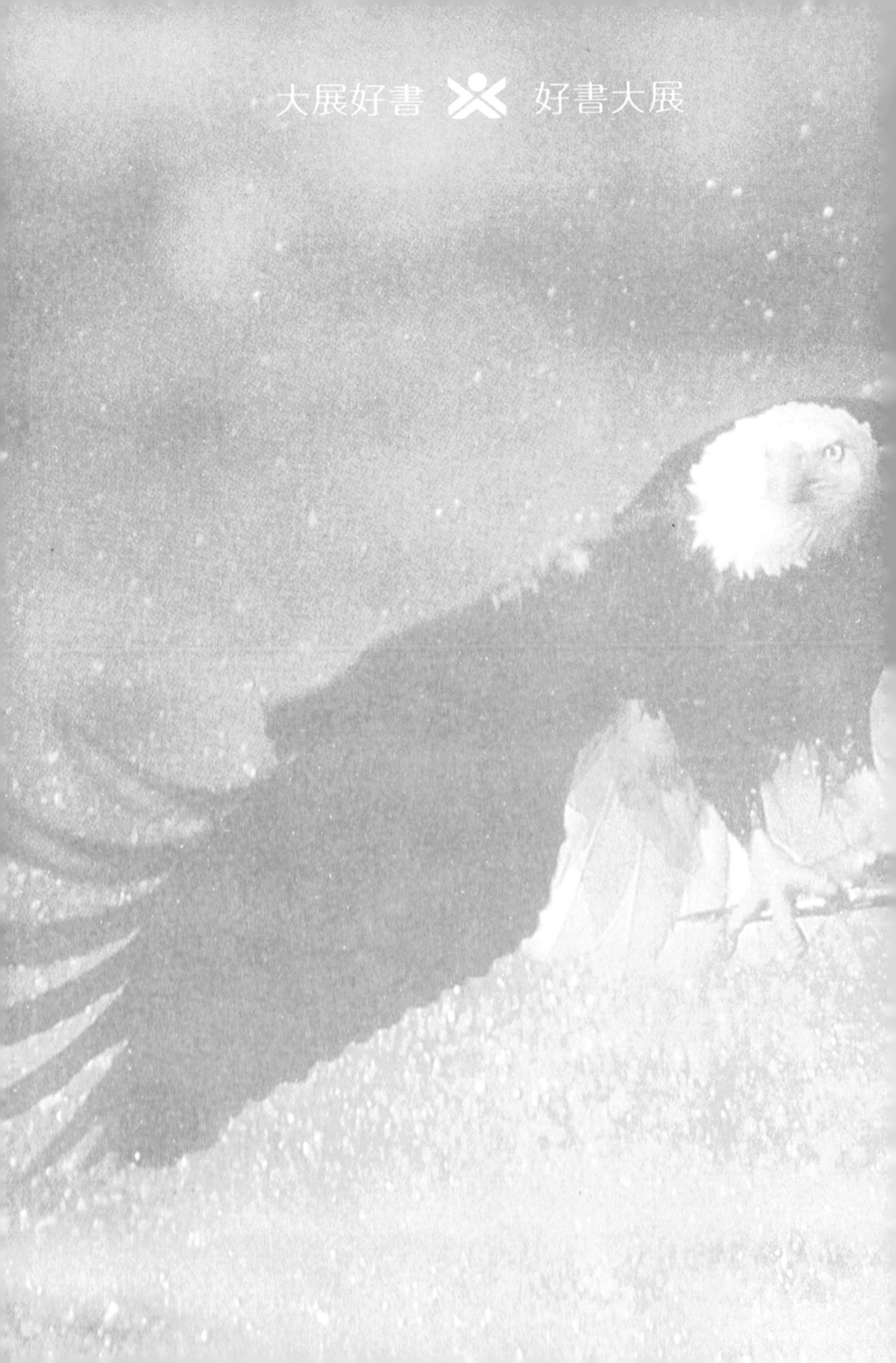
大展好書 好書大展